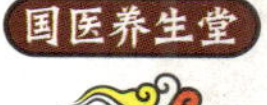

居家必备

100种常用食物养生妙方

李兴广◎编著

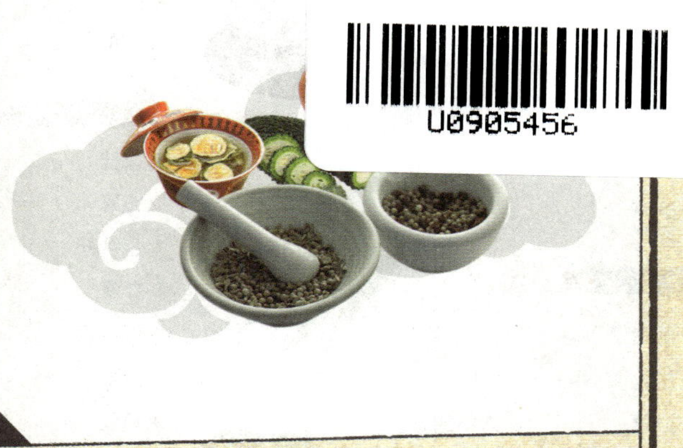

山西出版传媒集团
山西科学技术出版社

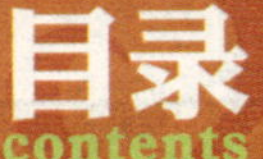

目录
contents

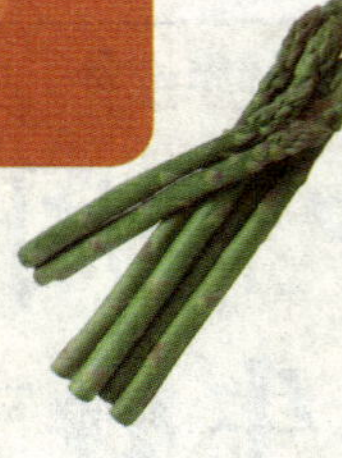

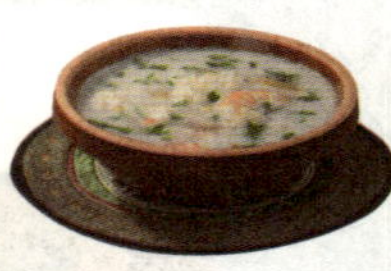

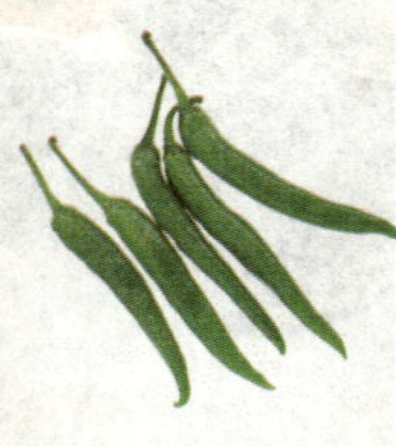

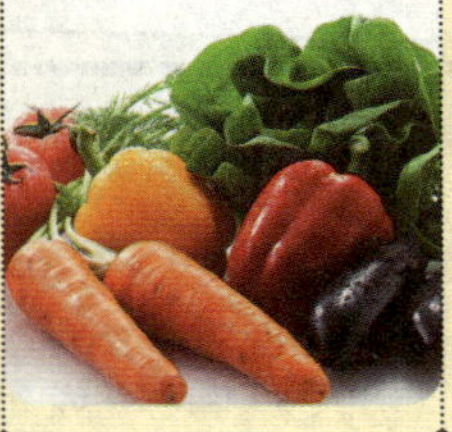

Part 04 畜禽蛋奶类

Part 05 水产类

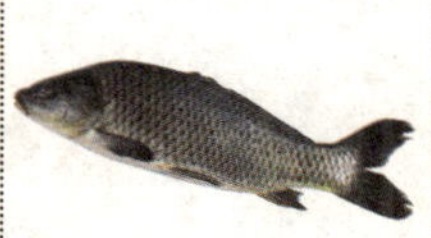

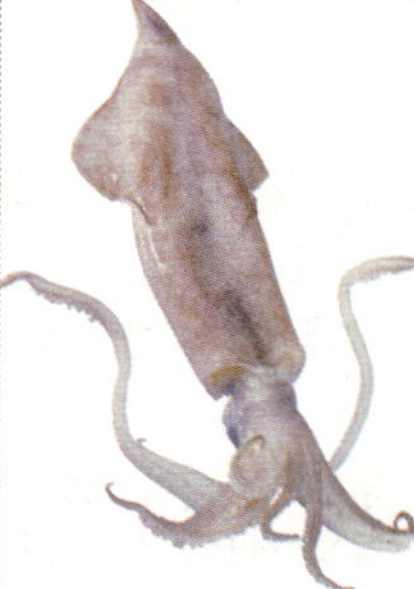

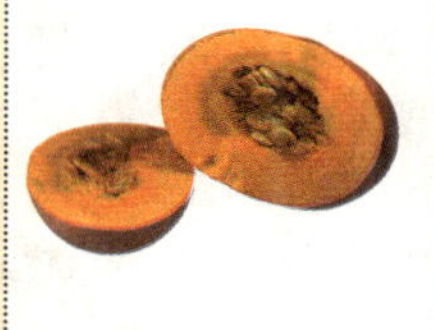

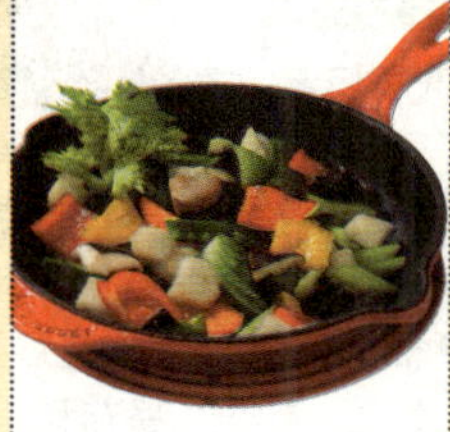

Part 06 水果及干果类

Part 07 调味品类

粳米

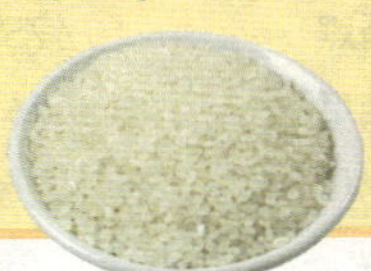

【别名】大米
【传统功效】补中益气、健脾养胃
【营养成分】多种人体必需的氨基酸、糖类、矿物质、微量元素等

粳米是大米的一种，口感柔和，香气浓郁，是国人尤其是南方人家中必不可少的主食之一。粳米易于消化，是老弱妇孺皆宜的食品。

推荐搭配

粳米与莲子、人参、山药等配伍，用于脾虚泄泻者。

食疗功效

粳米可刺激胃液的分泌，有助于消化，预防动脉硬化。

食用人群备忘录

✓适宜人群：脾胃气虚者、久病初愈者、体质虚弱者
✗不宜多食：糖尿病患者、干燥综合征患者、更年期综合征阴虚火旺者

推荐菜谱

番茄虾仁炒饭

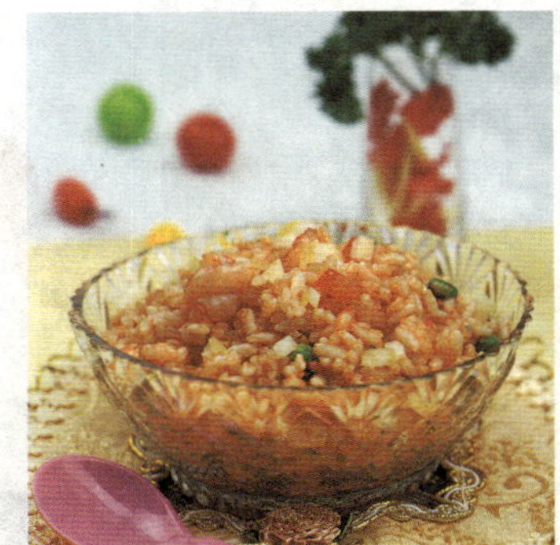

【材料】米饭200克、虾仁50克、鸡蛋1个、番茄1个、青豆20克、洋葱1/2个。

【调料】植物油、番茄酱、盐、白糖、胡椒粉各适量。

做法

1. 番茄洗净切小丁；洋葱洗净切末；青豆焯水后备用。
2. 虾仁挑除沙线洗净，焯水烫透，捞出沥干；鸡蛋打入碗中，搅成蛋液备用。
3. 炒锅倒油烧热，放入蛋液，快速炒散至熟，盛出备用。
4. 锅内再加油，放入洋葱末炒香，放入番茄酱炒至色泽鲜红，加盐、白糖、胡椒粉，最后放入米饭、虾仁、鸡蛋、番茄和青豆，炒匀即可。

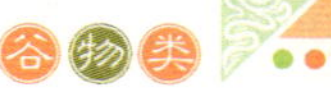

玉米

【别名】包谷、包米、棒子、珍珠米、玉蜀黍
【传统功效】健脾开胃、益肺宁心
【营养成分】蛋白质、糖类、膳食纤维等

在所有主食中，玉米的营养价值和保健作用最高，是全世界公认的“黄金作物”。它的维生素含量非常高，是稻米、小麦的5～10倍。

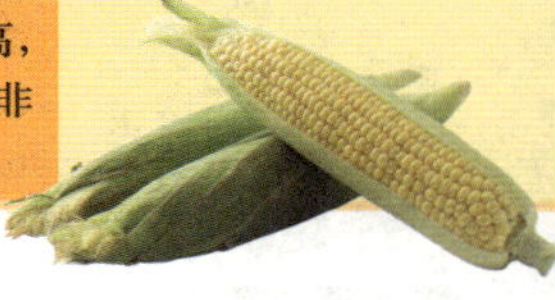

推荐搭配

①玉米与大豆、大米等配伍食用，可以提高其营养价值。

②玉米与甜椒配伍炒食，用于脾胃虚弱或血脂异常者。

食疗功效

玉米健脾开胃、益肺心，含有丰富的膳食纤维，可刺激胃肠道蠕动，促进排泄和血液循环，降低胆固醇；还含有谷胱甘肽，其抗氧化作用比维生素E还要高，故可延缓衰老，防癌抗癌。

食用人群备忘录

✓适宜人群：脾胃气虚者、体质虚弱者、维生素A缺乏者、脚气病患者

✗不宜多食：皮肤病患者、干燥综合征患者、糖尿病患者

推荐菜谱

酒酿玉米

【材料】嫩玉米3根。

【调料】酒酿、白糖各适量。

做法

1. 玉米洗净，切成2厘米宽的月牙块；酒酿中兑入少量清水，加入白糖调匀成酒酿汁。
2. 把切好的玉米装入盆中，倒入酒酿汁，用保鲜膜封严，入锅蒸熟，取出，凉凉后稍冰镇即可。

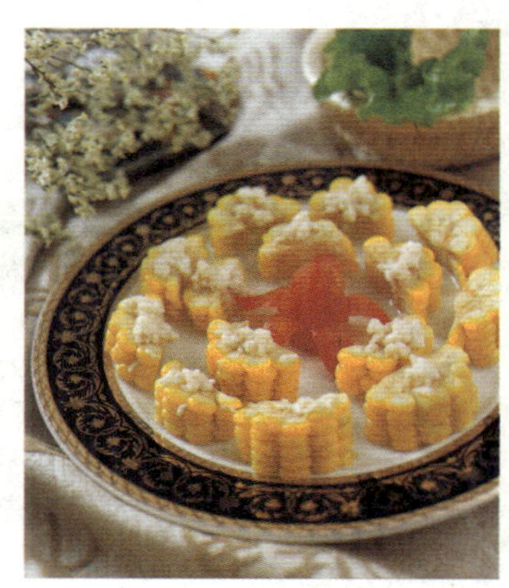

糯米

【别名】江米、元米；黑糯米别称紫糯米、紫米
【传统功效】补益中气、健脾养胃、敛汗
【营养成分】糖类、B族维生素、钙、磷、铁等

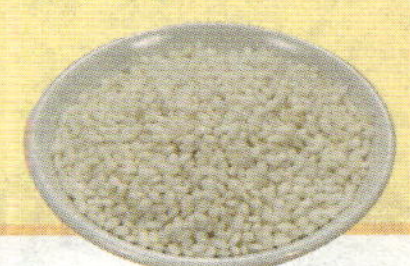

糯米是禾本科植物糯稻的种仁，呈蜡白色，不透明或半透明状，煮熟后口感滑腻，香黏可口，常常被做成年糕、汤圆、粽子等风味小吃，也可酿酒。

推荐搭配

①糯米与山药配伍，用于脾虚、纳呆、便溏腹泻者。

②糯米与小麦麸配伍同炒、研末，米汤送服，或煮猪肉食，用于气虚自汗、体倦乏力者。

食用人群备忘录

✓适宜人群：脾胃虚寒者，腹泻便溏者，体虚自汗、盗汗、多汗者，神经衰弱者，肺结核患者

✗不宜多食：老人、儿童及胃肠消化功能不良者，感冒发热、咳嗽多痰者，糖尿病患者，慢性皮肤湿疹患者

推荐菜谱

蜜果糯米冰粥

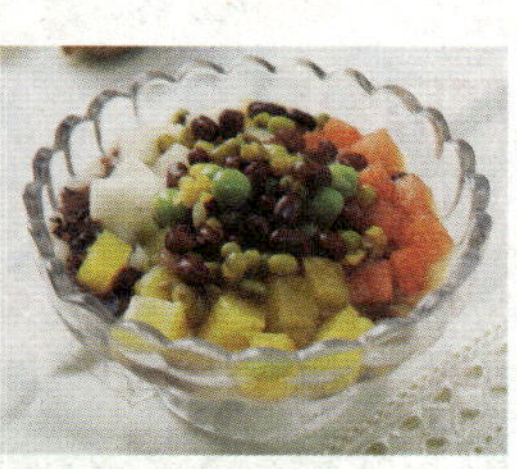

【材料】豌豆、红豆、绿豆各150克，黑糯米、圆糯米各100克，水果罐头（菠萝、梨）250克。

【调料】蜂蜜、冰糖、冰屑各适量。

做法

1. 豆类与两种糯米都洗净，用水浸泡2小时。
2. 锅置火上，放入适量清水与豆类，大火煮沸后转小火，焖至表皮稍微开花后取出，凉凉，拌入蜂蜜，密封放入冰箱，腌渍24小时；水果罐头切丁。
3. 净锅置火上，放入适量清水、黑糯米与圆糯米，大火煮沸后转小火，煮至稍微黏稠，加入冰糖后继续熬煮20分钟，盛出凉凉；先把冰屑盛在碗中，浇一勺糯米粥，撒一些水果丁，最后淋上蜂蜜腌渍好的豆类即可。

薏苡仁

【别名】薏米、薏仁、六谷米、薏米仁、菩提珠
【传统功效】健脾补肺、化湿
【营养成分】蛋白质、糖类、磷、钾、维生素 A、B 族维生素等

薏苡仁是一味营养价值很高的药用粮种，能使人的皮肤光泽健美，故有“疮疣之敌”之称。

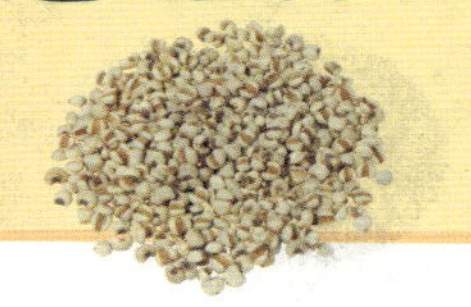

推荐搭配

①风湿筋骨痛患者，用薏苡仁粉配伍曲米酿酒，煮热食用更佳。

②用薏苡仁配伍粳米混合煮饭或熬粥食用，每日 1 次，连续服用，去疣美容。

食疗功效

薏苡仁可降低血压和血糖，消除粉刺、色斑，改善肤色，促进新陈代谢，减轻胃肠道负担，具有一定抗癌作用。

食用人群备忘录

✓适宜人群：食欲不振、慢性溃疡、腹泻者，急慢性肾炎水肿、腹水、面浮肢肿者，各种癌症患者，关节炎患者，各种疣赘，如扁平疣、传染性软疣患者

✗不宜多食：妇女怀孕初期、经期，脾胃虚弱的小儿、老人便秘、尿多者

推荐菜谱

花样果肉薏苡仁粥

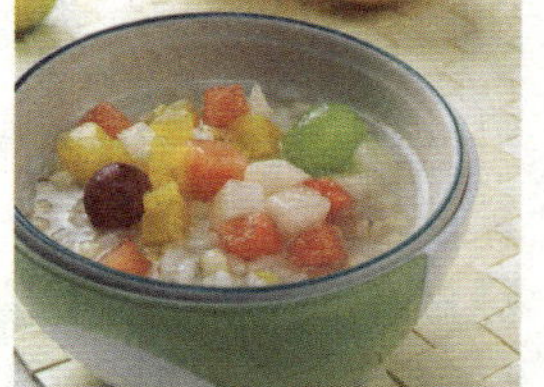

【材料】西瓜、菠萝、梨各适量，葡萄少许，薏苡仁 200 克，糯米 100 克。

【调料】冰糖、蜂蜜各适量。

做法

1. 薏苡仁与糯米洗净，用水浸泡 2 小时；将西瓜、菠萝、梨肉切成大小均等的小丁；葡萄洗净后去皮、去子。
2. 锅置火上，放入清水与薏苡仁、糯米，大火煮沸后转小火，熬至黏稠，加入西瓜丁、菠萝丁、梨丁、冰糖，慢火煮约 10 分钟。
3. 最后把葡萄放在粥面上，浇适量蜂蜜即可。

黑米

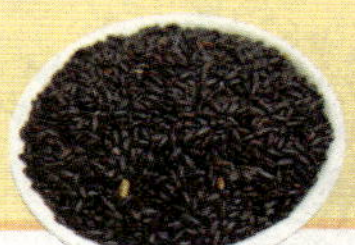

【别名】黑粳米、紫糯、贡米、药米
【传统功效】开胃益中、健脾活血、明目
【营养成分】蛋白质、糖类、镁、钾、膳食纤维等

黑米外表油亮，清香可口，有很好的滋补作用，被誉为“补血米”“长寿米”。黑米比普通大米更具营养，除了熬粥，还可做成点心、汤圆、粽子。

推荐搭配

黑米与大米配伍，有开胃益中、暖脾明目的作用，用于须发早白、产后体虚者。

食疗功效

黑米有抗衰老的功效；常吃黑米做成的食品，可以促进睡眠。

食用人群备忘录

✓适宜人群：产后血虚、病后体虚者，贫血者，肾虚者，年少须发早白者
✗不宜多食：脾胃虚弱的小儿或老年人

推荐菜谱

黑米仔鸭包

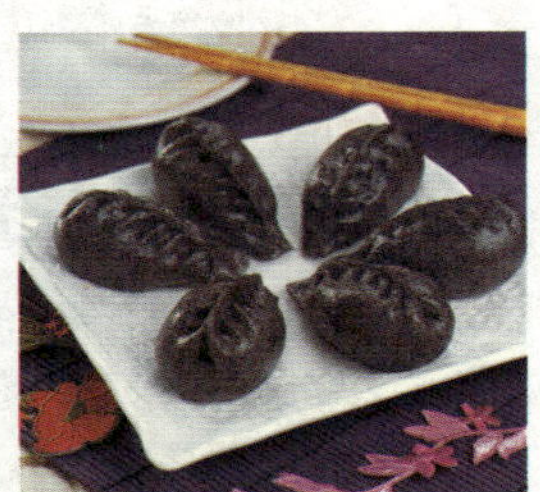

【材料】面粉 500 克、黑米面 200 克、发酵粉 7 克、去骨鸭肉 400 克、芽菜粒 200 克。

【调料】盐、鸡精、胡椒粉、香油、淀粉、姜末、葱末、植物油各适量。

做法

1. 鸭肉洗净，切粒备用；芽菜粒洗净，压干水分备用。
2. 将植物油烧至六成热时，加入姜末、葱末炒香，下鸭肉粒炒至散粒，下芽菜粒，当芽菜粒炒出味时放盐、鸡精、胡椒粉、淀粉、香油调味，做成馅料，盛出凉凉，放入冰箱冷冻 30 分钟。
3. 面粉、黑米面、发酵粉放入盆中和匀，加水揉成面团，搓条，下剂子，擀皮，包入鸭肉馅，捏成柳叶形，上笼蒸熟装盘即可。

粟米

【别名】小米、秫米、黏米、稞子

【传统功效】益肾补脾、除热止渴、养胃安眠

【营养成分】蛋白质、脂肪、糖类、膳食纤维、烟酸、磷、钾等

粟米是中国古代的“五谷”之一，熬成粥后味香柔滑，营养丰富，有“代参汤”之美誉，是中国北方孕产妇的滋补食品。

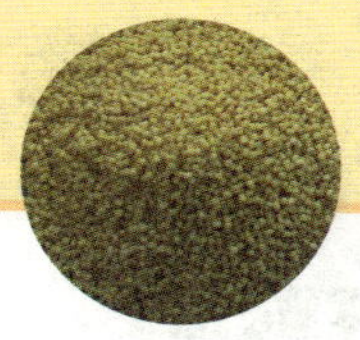

推荐搭配

①粟米和桂圆肉同煮，加红糖空腹食用，可补血养心、安神益智。

②由于粟米所含蛋白质中赖氨酸含量很低，宜与大豆或肉类食物混合食用。

③粟米同山药、莲子、茯苓配伍研末煮粥食，用于脾胃虚弱、腹胀、泄泻等。

食疗功效

粟米可补充 B 族维生素，健胃除湿，和胃安眠。

食用人群备忘录

✓适宜人群：脾胃虚弱、反胃、呕吐、腹泻，口角生疮者，孕产妇体弱者

✗不宜多食：胃寒者、气滞者

推荐菜谱

枸杞粟米羹

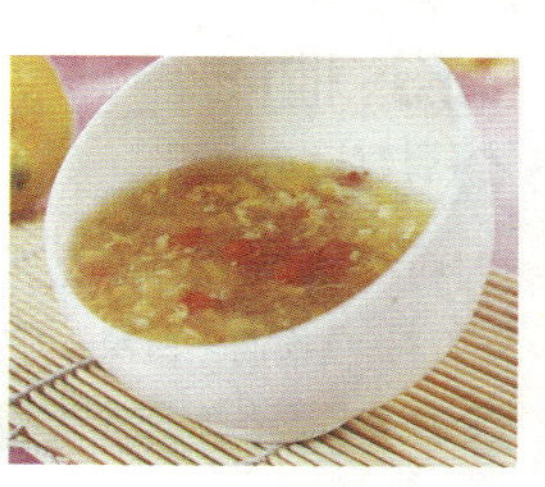

【材料】粟米罐头 200 克、枸杞子 10 克、鸡蛋 1 个。

【调料】水淀粉、白糖、盐、味精、清汤各适量。

做法

1. 将粟米罐头启开，倒出粟米；枸杞子洗净，用温水泡软；鸡蛋磕在碗中搅拌均匀备用。
2. 锅内倒入适量清汤，放入枸杞子，大火煮沸，改小火煮 5 分钟后放入粟米，沸后撇去浮沫，略煮 3 分钟。
3. 放入白糖、盐，用水淀粉勾薄芡，淋入蛋液，顺势搅拌一下，加味精调味即可。

小麦

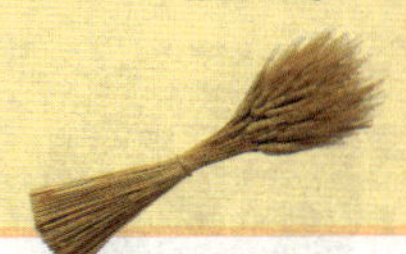

【别名】白麦
【传统功效】养心健脾、除烦润肺、益肾敛汗
【营养成分】蛋白质、脂肪、糖类、膳食纤维、磷、钾、钠等

小麦是世界三大农作物之一，是制作面粉、面筋的主要原材料。小麦由于播种期不同，北方为冬小麦，南方为春小麦，冬小麦的品质一般高于春小麦。

推荐搭配

①小麦、红枣、甘草配伍煮汤，用于妇人脏躁，喜悲欲哭。

②小麦与黄芪、红枣配伍，用于体虚多汗者。

食疗功效

小麦可缓解精神压力，补充不饱和脂肪酸、维生素 E，有助于改善血压，具有健脑益智的功效。

食用人群备忘录

✓适宜人群：心血不足、心神失养引起的失眠多梦、惊悸不安的“脏躁”者，即神经官能症者，脚气病患者，末梢神经炎患者，体虚自汗、阴虚盗汗者

✗不宜多食：糖尿病患者

推荐菜谱

金银馒头

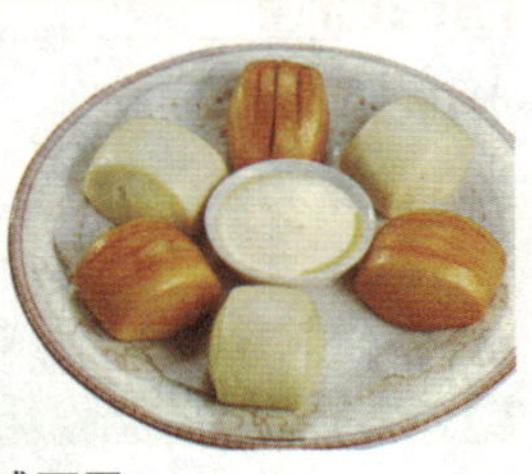

【材料】自发面粉 500 克。

【调料】植物油、白糖、炼乳、蜂蜜各适量。

做法

1. 自发面粉放入容器中，加入白糖、炼乳和成面团，用湿布盖严，饧 30 分钟。
2. 面团用擀面杖擀压成长方形，用刀切成均等的小方块做成馒头生坯。
3. 将做好的馒头生坯放入蒸锅中蒸 10 ～ 12 分钟。
4. 取出一半馒头，在其表面划“一字刀”，放入热油锅中炸至金黄捞出，与另一半一起装盘，配上调制好的炼乳和蜂蜜蘸碟即可。

大麦

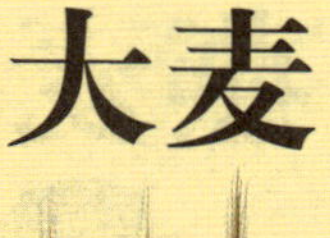

【别名】牟麦、饭麦
【传统功效】益气宽中、消渴除热
【营养成分】糖类、蛋白质、膳食纤维、脂肪、维生素 B_1、维生素 B_2、磷、钾、烟酸等

大麦是世界第五大耕作谷物，发源于青藏高原。大麦具有“三高二低”的特点，即高蛋白、高膳食纤维、高维生素，低脂肪、低糖。

推荐搭配

①大麦与粳米同食可补益脾胃。

②大麦煎汤取汁，加生姜汁、蜂蜜服，用于小便不利、淋漓作痛。

食疗功效

大麦所含尿囊素可促进溃疡愈合。大麦中所含的维生素 B_1、维生素 B_2 和烟酸，对脚气病等营养素缺乏病有防治作用。大麦中膳食纤维含量达 9% ~ 10%，可防治老年心血管疾病。

食用人群备忘录

✓适宜人群：胃气虚弱、消化不良者，肝病、食欲不振、伤食后胃满腹胀者

✗不宜多食：大麦芽“善催生落胎”，可回乳或减少乳汁分泌，妇女在怀孕及哺乳期不可多吃

推荐菜谱

大麦玉米碎粥

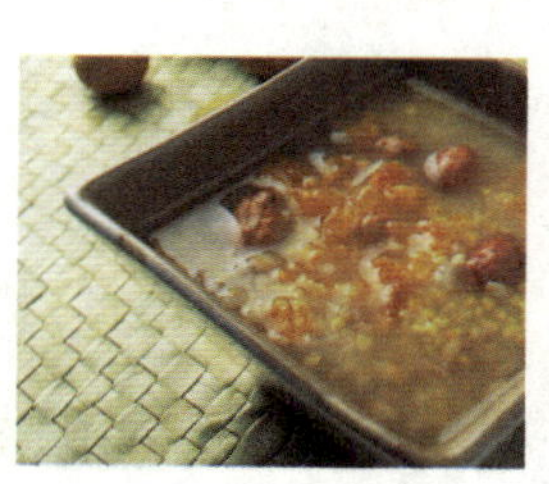

【材料】大麦、玉米碎粒各 100 克，花生仁少许，话梅适量。

【调料】冰糖适量。

做法

1. 大麦洗净，用水浸泡 2 小时；玉米碎粒洗净，用水浸泡 30 分钟；花生仁洗净；话梅去果核。

2. 锅内放清水与大麦大火煮沸，放入玉米碎粒、花生仁再煮沸后改小火，煮到大麦开花黏稠时放入冰糖，再煮 10 分钟，最后加入话梅煮 5 分钟即可。

燕麦

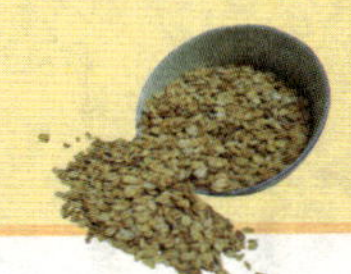

【别名】雀麦、野麦
【传统功效】补脾益气、止虚汗
【营养成分】脂肪、蛋白质、钙、磷、铁、B 族维生素、维生素 E、多种酶类等

燕麦含有丰富的营养，而且质量很好。由燕麦精心加工而成的麦片，已经成为广受大众欢迎的保健品。

推荐搭配

燕麦配伍浮小麦煮食，对自汗、盗汗、虚汗不止者很有益。

食疗功效

燕麦中富含对人体皮肤有益的维生素 E，具有很好的美容功效。燕麦中所含的水溶性纤维主要是 β- 聚葡萄糖，这种纤维能够进入血管，并且吸收血液，对心血管有益，是预防动脉粥样硬化、高血压、冠心病的理想食品。燕麦所含丰富的纤维有润肠通便的作用，可以帮助老年人预防肠燥便秘。

食用人群备忘录

✓适宜人群：习惯性便秘者，产妇，婴幼儿，老人，高脂血症患者，糖尿病患者，动脉硬化者，体虚自汗、多汗、盗汗者

✗不宜多食：习惯性流产者

推荐菜谱

南瓜燕麦粥

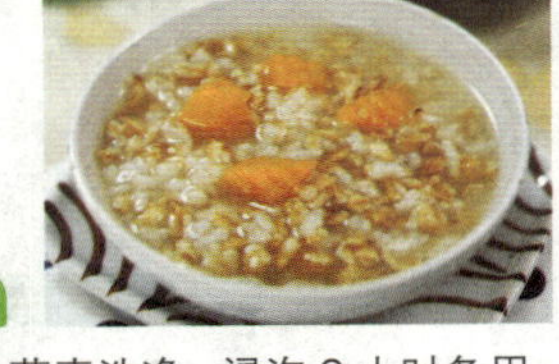

【材料】南瓜、燕麦、大米各适量。

【调料】盐适量。

做法

1. 南瓜洗净去皮，切 1 厘米见方的块；大米、燕麦洗净，浸泡 2 小时备用。
2. 锅内放水煮沸，下入大米和燕麦煮 30 分钟，再下入南瓜块煮 15 分钟，最后撒上少许盐即可。

芝麻

【别名】胡麻、乌麻、脂麻
【传统功效】开胃健脾、润肠燥、乌须发、抗衰老
【营养成分】蛋白质、糖类、脂肪、钙、磷、铁、卵磷脂、维生素等

在中国古代，芝麻被视为延年益寿食品，现代研究发现其富含抗衰老物质——维生素E。芝麻也是一种“三高”食品，即高钙、高铁、高蛋白。

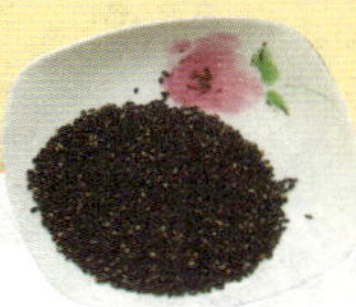

推荐搭配

①黑芝麻与带皮花生同食，用于血小板减少者。

②黑芝麻（炒）、桑叶各等份研细，糯米适量，煮粥食用，用于肝肾不足、目疾、皮肤干涩者。

食疗功效

芝麻可改善血液循环，促进新陈代谢，可除去血管壁上的胆固醇。

食用人群备忘录

✓适宜人群：肝肾不足引起的眩晕眼花、视物不清、腰酸腿软、耳鸣耳聋等症，身体虚弱或疾病造成的脱发、药物性脱发者，妇女产后乳汁缺乏者

✗不宜多食：慢性肠炎患者，便溏腹泻者，男子阳痿、遗精者，燥热者

推荐菜谱

黑芝麻甜奶粥

【材料】大米100克，鲜牛奶、熟黑芝麻各适量。

【调料】白糖适量。

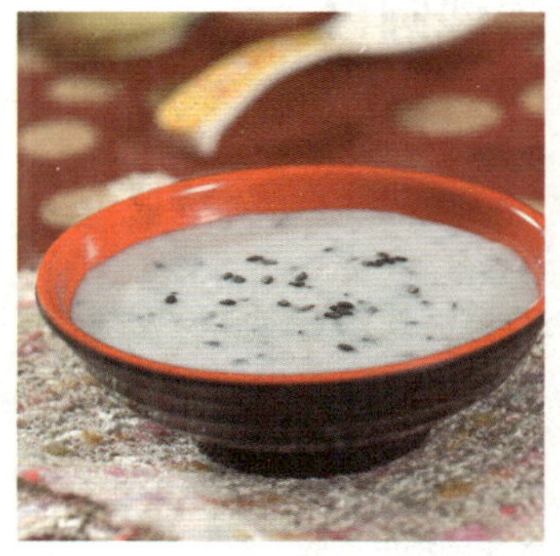

做法

1. 黑芝麻洗净；大米洗净，放入锅中，加入适量清水，中火熬制30分钟。
2. 在锅中加入鲜牛奶和熟黑芝麻，用中火烧沸，再加入少量白糖搅匀，出锅装碗即可。

圆白菜

【别名】甘蓝、包心菜、洋白菜、卷心菜
【传统功效】补肾、壮筋骨、健胃消食
【营养成分】各种维生素、矿物质、膳食纤维

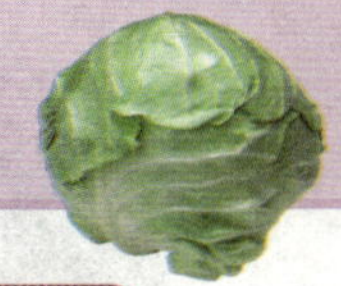

圆白菜口味清香、脆嫩，四季都能吃到，在抗衰老和防治心脑血管疾病、癌症等方面显现了奇异功效。

食疗功效

圆白菜含有抗氧化的营养素，可以抗衰老，提高人体免疫力，还可增进食欲，促进消化，预防便秘。

营养师在线

圆白菜富含维生素 C，如果存放时间较长，维生素 C 会被大量破坏，所以最好现吃现买。

食用人群备忘录

✓适宜人群：胃及十二指肠溃疡患者，肾亏者、发育迟缓者，耳聋健忘者，肢体软弱无力者，糖尿病患者，易骨折的老人

推荐菜谱

爆炒圆白菜

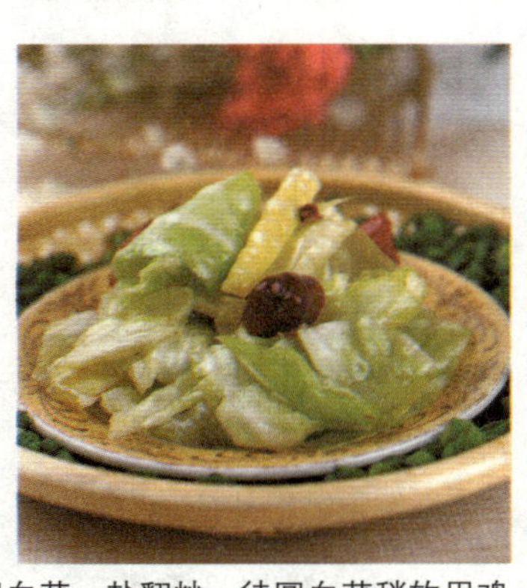

【材料】圆白菜 250 克、干红辣椒少许。

【调料】植物油、盐、花椒、鸡精各适量。

做法

1. 圆白菜洗净去除大筋，叶子切成块；干红辣椒洗净，切成段。
2. 锅内倒油烧热，放入花椒炒出香味后捞出不要，倒入干红辣椒、圆白菜、盐翻炒，待圆白菜稍软用鸡精调味即可。

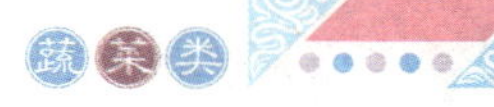

生菜

【别名】叶用莴苣
【传统功效】清热安神
【营养成分】糖类、膳食纤维、钙、磷、钾、多种维生素等

生菜膳食纤维比白菜多，可消除多余脂肪，所以又叫减肥生菜。它含有丰富的蛋白质、莴苣素以及钙、磷等矿物质，具有很高的营养价值。

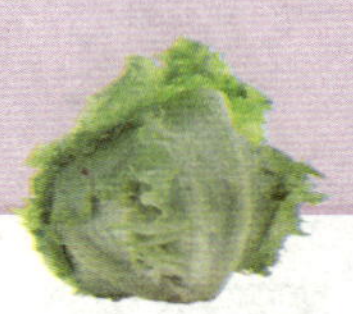

食疗功效

生菜含有甘露醇等有效成分，有利尿和促进血液循环的功效，也可镇痛。

营养师在线

生菜可置于1～2℃的低温和90%～95%的相对湿度条件下短期保存，由于对乙烯极为敏感，易诱发赤褐斑点病，贮藏时应远离苹果、梨和香蕉等易散发乙烯的食品。

食用人群备忘录

✓适宜人群：高脂血症患者、神经衰弱者
✗不宜多食：胃寒、尿频者

推荐菜谱

蚝油生菜

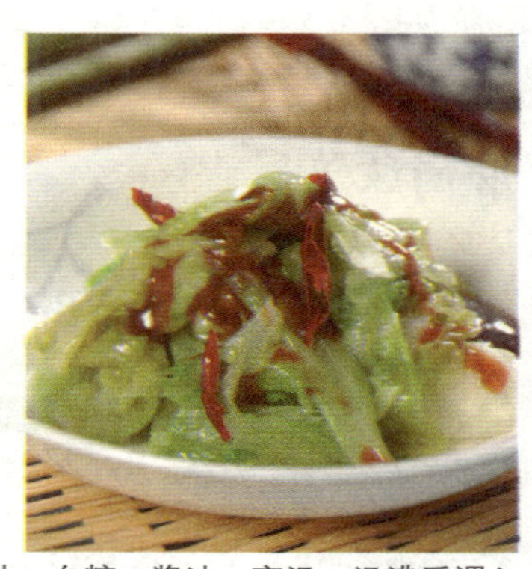

【材料】生菜300克。

【调料】植物油、蒜末、蚝油、料酒、辣椒段、胡椒面、盐、白糖、酱油、高汤、味精、水淀粉、香油各适量。

做法

1. 生菜洗净，放入沸水中焯烫，捞出沥干装盘。
2. 锅内放油烧热，加蒜末炒香，加蚝油、料酒、胡椒面、辣椒段、盐、白糖、酱油、高汤，汤沸后调入味精，用水淀粉勾芡，淋香油，浇在生菜上即可。

菠菜

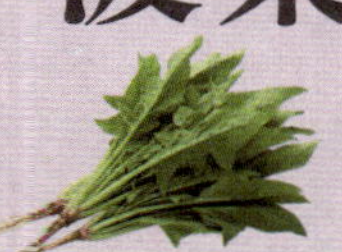

【别名】波斯菜、赤根菜、鹦鹉菜
【传统功效】通肠胃、开胸膈、解酒毒
【营养成分】类胡萝卜素、维生素 B_6、蛋白质、维生素 A、维生素 C、钙、镁、磷、钾、铁、叶酸等

菠菜是绿叶蔬菜中的佼佼者，原产地为波斯。民间有俗语说“菠菜豆腐虽贱，山珍海味不换”，菠菜被清代乾隆皇帝誉为“红嘴绿鹦哥”。

推荐搭配

①菠菜与碱性食物配伍，如海带等，可促进草酸钙的排出，防止结石形成。
②菠菜与猪肝配伍，用于夜盲症患者。

食疗功效

菠菜含胡萝卜素，可保护视力；富含叶酸，可防止胎儿畸形；可调节血糖，降低血压。

食用人群备忘录

✓适宜人群：习惯性便秘、痔疮便血者，高血压、糖尿病患者，贫血及坏血病患者，夜盲症患者，皮肤粗糙、过敏者，流行性感冒患者

✗不宜多食：平素脾胃虚寒、腹泻便溏者，缺钙的婴幼儿、软骨病患者，泌尿系结石、肾炎及肾功能不全者

推荐菜谱

麻酱菠菜

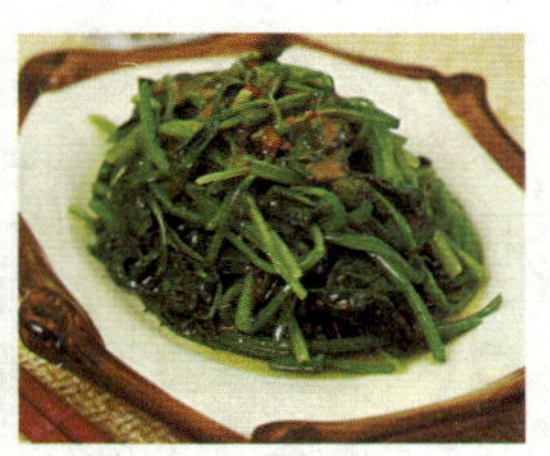

【材料】菠菜 500 克。

【调料】芝麻酱、盐、酱油、白糖、香油、味精各适量。

做法

1. 菠菜去根、叶，洗净，放入沸水中焯一下捞出，凉凉后挤去水分。
2. 将焯熟的菠菜切段，放入盘中。
3. 芝麻酱中加少许水，慢慢调开，加盐、酱油、白糖、味精，调匀成麻酱汁。
4. 将调好的麻酱汁浇在菠菜段上，淋入香油拌匀即可。

韭菜

【别名】长生韭、阳起韭、壮阳草
【传统功效】温肾助阳、健脾益胃、行气理血
【营养成分】糖类、膳食纤维、维生素C、钾、钙、磷等

韭菜可以把消化道中不能消化的异物，如沙砾、头发等包裹起来，故有“洗肠草”之称；它因助阳固精作用突出，故又有“起阳草”之称。

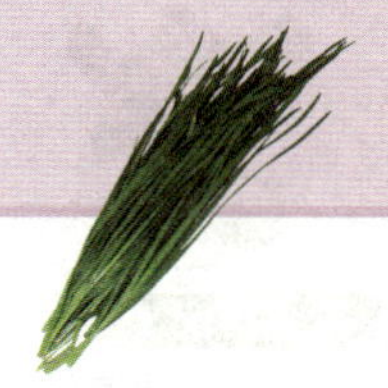

推荐搭配

①韭菜配伍胡桃肉，用于阳虚畏寒、腰膝冷痛、遗精者。

②韭菜与鲫鱼配伍煮食，用于痢疾患者。

食疗功效

韭菜可降血脂、扩张血管，促进胃肠道蠕动，防治便秘。

食用人群备忘录

✓适宜人群：体质虚寒怕冷、腰膝酸软、阳痿遗精者，妇女肾阳不足、小腹冷痛、产后乳汁不通者，尤其是跌打损伤、吐血、尿血者，习惯性便秘、痔疮者

✗不宜多食：阴虚火旺者，目赤肿痛、疮毒者，胃肠虚弱者

推荐菜谱

韭菜虾仁粥

【材料】韭菜30克、虾仁50克、大米100克。

【调料】盐、味精、白糖、鸡汤各适量。

做法

1. 大米洗净，浸泡30分钟；韭菜洗净，用沸水焯一下，捞出过水后切小段；虾仁洗净，去掉沙线后用沸水焯一下，切碎。
2. 锅置火上，放入鸡汤与大米，大火煮沸后改小火，熬煮至黏稠。
3. 把虾仁放入粥中，略煮片刻后加入韭菜段、盐，煮约5分钟，加味精、白糖调味即可。

油菜

【别名】芸苔、苔菜、胡菜、寒菜
【传统功效】活血化瘀、消肿止血、宽肠通便
【营养成分】糖类、膳食纤维、多种维生素、钙、钾、钠等

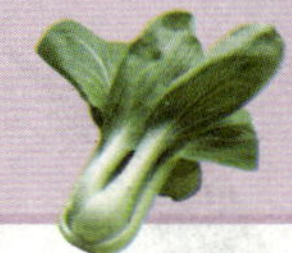

油菜现有四个品种：矗立生长的油菜；铺地生长的塌棵菜；以肥嫩花苔为特征的青菜苔；全株型小的鸡毛菜。

推荐搭配

油菜可与鸡肉配伍。油菜富含钙、铁、胡萝卜素和维生素C，可防止皮肤过度角质化；鸡肉含有优质蛋白质，两者合用可以美容养颜、美白肌肤。

食疗功效

油菜可促进血液循环，散血消肿；富含维生素C，可防止牙龈出血、降低血脂、抗癌；富含膳食纤维，促进胃肠道蠕动；含有大量多种维生素和胡萝卜素，有助于增强人体免疫力，预防胰腺癌。

食用人群备忘录

✓适宜人群：脾胃气虚者，久病初愈者，体质虚弱者
✗不宜多食：糖尿病患者，干燥综合征患者，更年期综合征阴虚火旺者，痈肿、疔疮、热毒炽盛者

推荐菜谱

扒大肠油菜

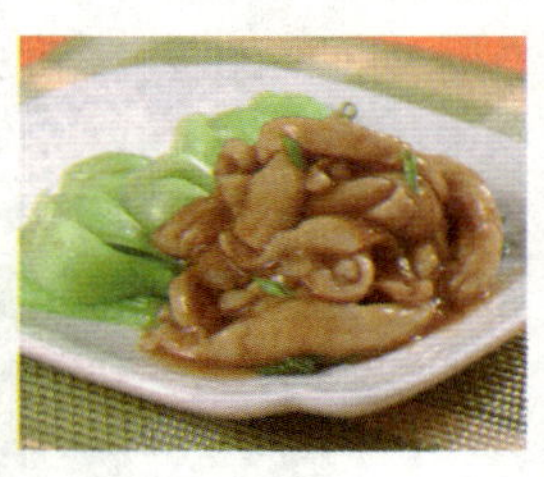

【材料】猪大肠150克、油菜400克。

【调料】盐、味精、酱油、葱段、蒜片、水淀粉、香油、料酒、植物油各适量。

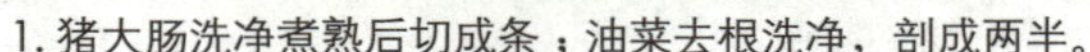

做法

1. 猪大肠洗净煮熟后切成条；油菜去根洗净，剖成两半。
2. 锅置火上，倒入植物油烧至五成热，下入葱段、蒜片爆香，放酱油翻炒均匀，加大肠、油菜、料酒、适量水、盐，烧煮2分钟，加味精调味，用水淀粉勾芡，淋香油出锅即可。

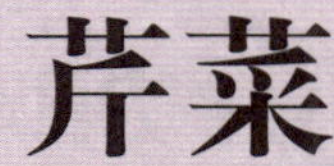

【别名】香芹、药芹、旱芹、水芹
【传统功效】平肝清热、健脾利湿、醒脑安神
【营养成分】糖类、膳食纤维、钾、钠、叶酸等

芹菜

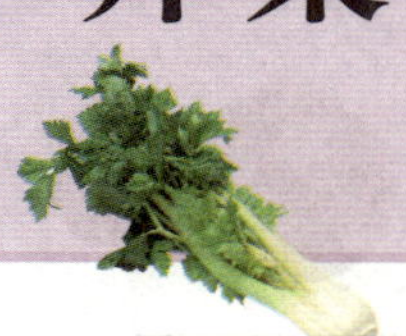

芹菜一年四季可食，是具有较多药用价值的蔬菜。由于芹菜有促进性兴奋作用，西方称之为“夫妻菜”。从种植上分为水芹和旱芹两种。

推荐搭配

①将芹菜洗净捣烂取汁，加蜂蜜炖服，可清热解毒、养肝，用于肝炎病人。
②牛肉补脾胃，芹菜清热利湿，两者同食适宜脾胃虚弱兼有便秘者。

食疗功效

芹菜可中和血液中过多的尿酸，治疗痛风，也可抵消烟草中有害物质对肺脏的损害，预防肺癌。

食用人群备忘录

✓适宜人群：肝火偏旺、肝阳上亢、头晕头重者，消渴、贫血者，小便不利、尿血淋痛、小便混浊者
✗不宜多食：脾胃虚寒者

推荐菜谱

百合炒芹菜

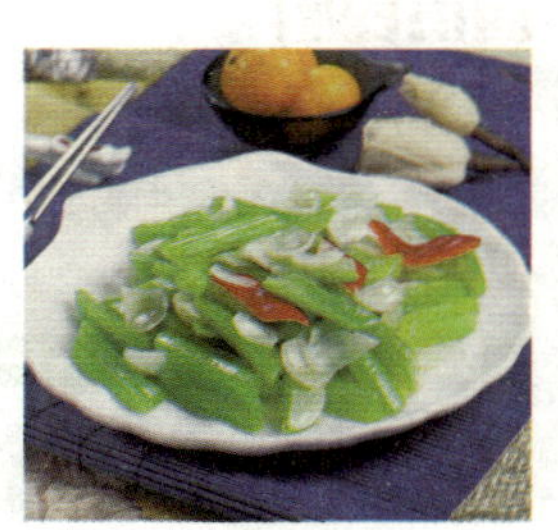

【材料】芹菜500克、鲜百合50克、红椒块适量。

【调料】植物油、清汤、盐、白糖、料酒、姜汁、味精、水淀粉、蚝油各适量。

做法

1. 芹菜择洗干净，切成6厘米长的段备用；鲜百合掰开，洗净备用。
2. 锅内倒油，烧至六成热，放入芹菜、红椒块翻炒，烹入料酒，加入清汤、盐、姜汁煨透；加入白糖、鲜百合翻炒均匀。
3. 用水淀粉勾芡，放入蚝油炒匀，加味精调味即可。

番茄

【别名】西红柿、洋柿子、番李子
【传统功效】生津止渴、健胃消食、凉血平肝
【营养成分】糖类、胡萝卜素、B族维生素、维生素A、维生素C、磷、钾、钠、镁、叶酸等

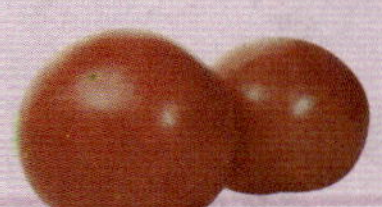

番茄主要有两种，大红番茄和粉红番茄，如要生吃，应选粉红番茄，糖、酸含量低，味淡；要熟吃，应选大红番茄，糖、酸含量高，味浓。

推荐搭配

①番茄与鸡蛋配伍炒食，营养价值最高。

②番茄与藕节、白茅根配伍，绞汁服，用于阴虚血热、鼻衄、牙龈出血者。

食疗功效

番茄可消除疲劳、增进食欲、预防癌症，如胰腺癌、直肠癌、喉癌，促进钙、铁元素的吸收；富含维生素P，可预防毛细血管出血和便秘。

食用人群备忘录

✓适宜人群：暑热烦渴、口干发热、食欲不振者，癌症患者，维生素C、烟酸缺乏者，牙龈出血者，高血压、肾脏病、心脏病、肝炎患者

✗不宜多食：脾胃虚寒者，尤其痛经者

推荐菜谱

奶油番茄

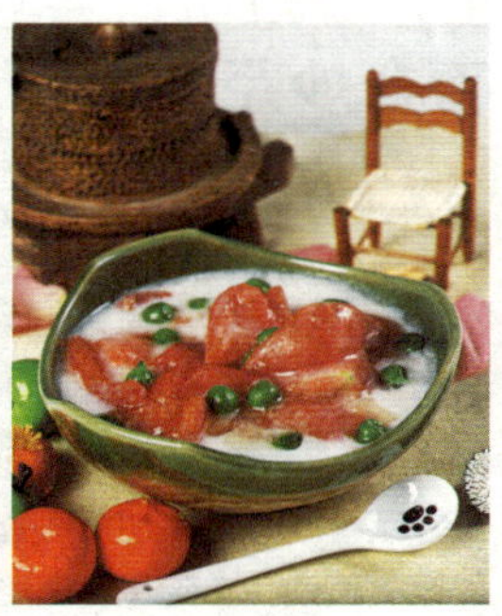

【材料】番茄2个、牛奶200克、豌豆10克。

【调料】味精、白糖、盐、鸡油、淀粉各适量。

做法

1. 番茄洗净，用沸水烫去皮，切成块加白糖腌拌；豌豆用沸水焯至断生备用。
2. 碗中放入牛奶、味精、白糖、盐、淀粉，调成稠一点的汁。
3. 锅内倒入适量沸水煮沸，倒入番茄、豌豆稍煮一小会儿，倒入调好的汁勾芡搅匀煮沸，淋上鸡油即可。

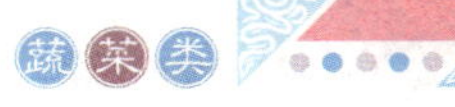

洋葱

【别名】圆葱、葱头
【传统功效】健胃散寒、发汗祛痰
【营养成分】糖类、膳食纤维、维生素 C、B 族维生素、胡萝卜素、钙、磷、钾等

洋葱是一种很普及的家庭食用蔬菜，由于本身的杀菌抑菌能力强而极少患病虫害，是一种比较洁净无污染的绿色食物，在欧美国家，洋葱被誉为“蔬菜皇后”。

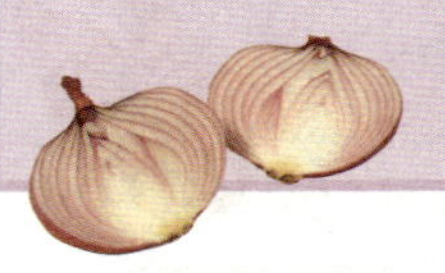

推荐搭配

洋葱与羊肉配伍，用于体质虚弱、阳气不足者。

食疗功效

洋葱可杀菌，如金黄色葡萄球菌、白喉杆菌等；含有前列腺素 A，能降低外周血管阻力，降低血液黏度，使血压下降；可提神醒脑，缓解压力，预防感冒，清除体内的自由基，增强新陈代谢能力，抗衰老，预防骨质疏松。

食用人群备忘录

✓适宜人群：急慢性肠炎、痢疾患者，消化不良、饮食减少、胃酸不足者，伤风感冒者，糖尿病、高血压、高脂血症、动脉粥样硬化者，冠心病患者

✗不宜多食：瘙痒性皮肤病患者、眼疾者

推荐菜谱

洋葱煎蛋

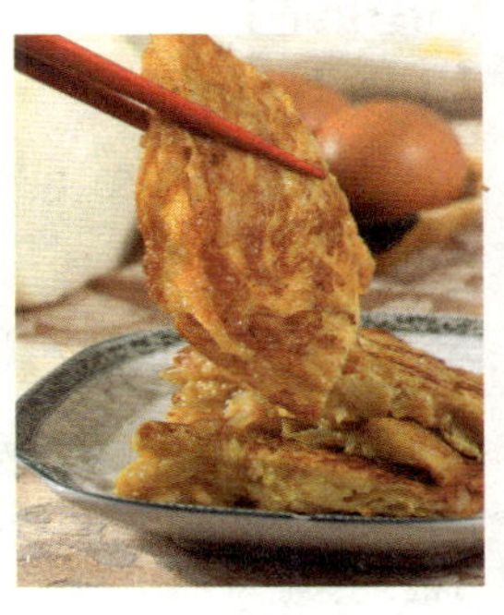

【材料】鸡蛋 150 克、洋葱（白皮）100 克。

【调料】植物油、盐、葱白各适量。

做法

1. 洋葱剥皮洗净，纵切成丝；葱白洗净切成丝；鸡蛋打散，放盐搅匀。
2. 炒锅上火加热后，倒油，加入洋葱炒软。
3. 取出后放入鸡蛋液、葱丝搅拌匀。
4. 锅上火倒油烧热，倒入拌匀的洋葱鸡蛋，边煎边加油，煎成饼状，呈金黄色时即可盛。

胡萝卜

【别名】黄萝卜、丁香萝卜、金笋
【传统功效】健脾消积、下气定喘
【营养成分】糖类、膳食纤维、胡萝卜素、维生素 A、维生素 C、钾、钠等

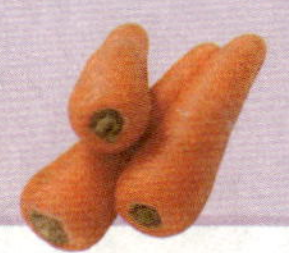

胡萝卜颜色亮丽，芳香甘甜，含丰富的胡萝卜素，营养价值丰富，对人体有多方面的保健养生作用，被誉为“小人参”。

推荐搭配

①胡萝卜中含有的胡萝卜素和维生素 A 都是脂溶性物质，应用油炒熟或与肉类一起炖煮后再食用，以利于吸收。

②胡萝卜与猪肝配伍煮汤食，用于夜盲症、眼睛干燥、小儿疳积。

食疗功效

胡萝卜可保护视力，预防眼疾；促进儿童牙齿和骨骼的生长发育，增强人体免疫力，有抗癌功效。

食用人群备忘录

✓适宜人群：皮肤粗糙者，头发干痒者，夜盲症患者，眼睛干燥者，小儿麻疹、水痘患者，长期与水银接触者

推荐菜谱

胡萝卜炒肉

【材料】胡萝卜丝 150 克、猪瘦肉丝 100 克。

【调料】植物油、盐、葱段、葱花、水淀粉各适量。

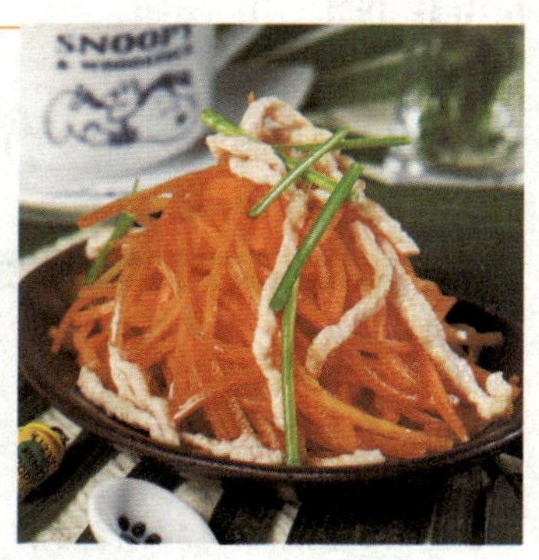

做法

1. 锅内倒油烧热，倒入猪瘦肉丝滑散，炒熟。
2. 另起锅倒油烧热，炒香葱花，放入胡萝卜丝炒熟，加盐调味，用水淀粉勾芡，放入葱段即可。

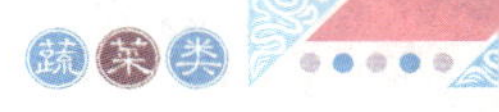

苦瓜

【别名】癞瓜、凉瓜、癞葡萄
【传统功效】清暑解热、明目清心
【营养成分】糖类、维生素 C、膳食纤维、苦瓜碱、钙、钾、钠、镁等

苦瓜是夏季常吃的清暑去热蔬菜，以瓜肉味苦而得名，但与其他食物一起烹炒不会把苦味传给其他食物，故有“君子菜”的美称。

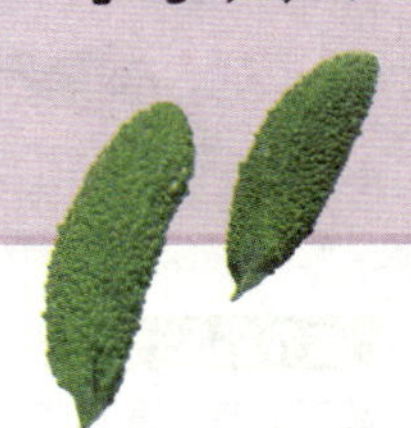

推荐搭配

苦瓜与绿茶配伍煎服，用于夏季防暑。

食疗功效

苦瓜可促进糖原分解，改善脂肪堆积；提高人体免疫力，防癌抗癌；增进食欲，促进消化。

食用人群备忘录

✓适宜人群：目赤肿痛、身生痱子者，糖尿病患者，癌症患者
✗不宜多食：孕妇、腹泻便溏者

推荐菜谱

家酿苦瓜

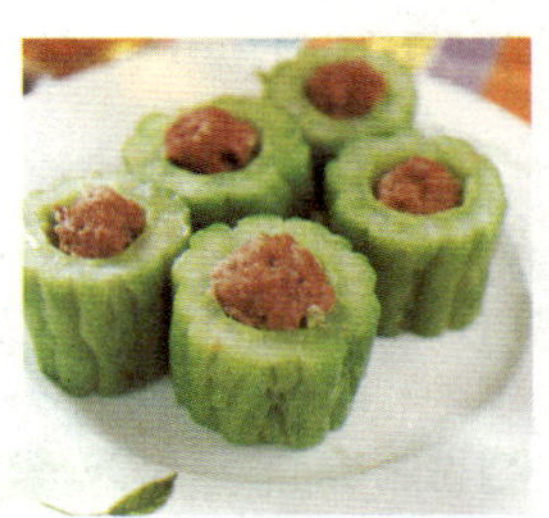

【材料】苦瓜 1 根、肉末 200 克。

【调料】盐、味精、香油、面粉、蒜末、葱末、料酒、酱油、红辣椒末、豆豉、植物油、白糖各适量。

做法

1. 苦瓜洗净，切成圆柱形，去子，用适量盐及面粉涂抹内部备用。
2. 将肉末及盐、味精、香油、面粉、蒜末、葱末、料酒、酱油搅拌均匀，混合成有黏性的肉馅；取一盘，底部抹上植物油待用。
3. 将肉馅嵌入苦瓜内，摆放在盘子中，再加入红辣椒末、豆豉、植物油、盐、白糖，用微波炉高火加热 15 分钟即可。

莴笋

【别名】莴苣、生笋、千金菜
【传统功效】利尿通乳
【营养成分】膳食纤维、B族维生素、钙、磷、钾等

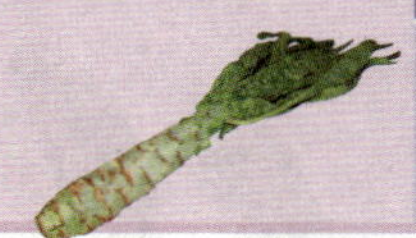

莴笋色泽淡绿，口感鲜嫩，被称为“碧玉凤尾”。莴笋的祖先是地中海沿岸的野莴笋，在欧洲形成其叶用莴苣——生菜，在中国形成茎用莴苣——莴笋。

推荐搭配

莴笋去皮，入酒煮汤，用于产后乳汁不通者。

食疗功效

莴笋可增进食欲，镇静安神，促进睡眠；有助于牙齿和骨骼的生长；可激活胰岛素，有助于糖尿病患者食疗。

食用人群备忘录

✓适宜人群：小便不通、尿血及水肿者，孕妇产后缺乳或乳汁不行者，高血压、心脏病患者，饮酒及醉酒者，糖尿病患者，肥胖症患者

✗不宜多食：脾胃虚弱者、腹泻便溏者、痛风患者

推荐菜谱

三丝莴笋

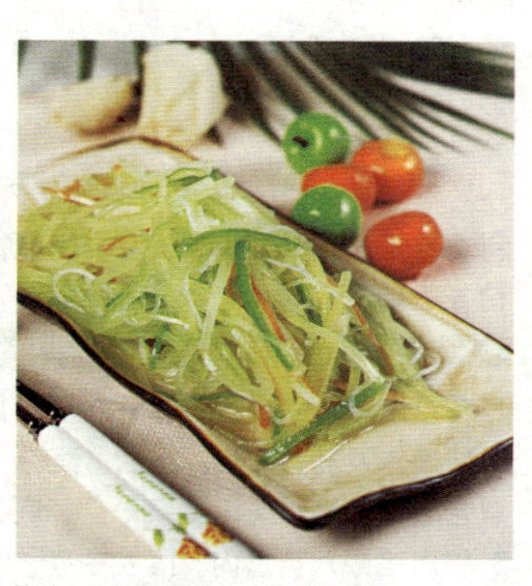

【材料】去皮莴笋150克、胡萝卜1根、青椒1个、粉丝10克。

【调料】香油、盐、味精各适量。

做法

1. 莴笋、胡萝卜、青椒分别洗净切丝备用。
2. 锅中倒入水煮沸，放入莴笋、胡萝卜、青椒焯透，捞出凉凉。
3. 粉丝用温水泡软，切段；把莴笋、胡萝卜、青椒和粉丝都放盘中，加盐、味精、香油拌匀即可。

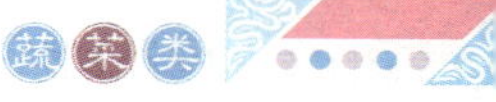

茄子

【别名】矮瓜、吊菜瓜、酪酥、东风菜
【传统功效】清热活血、宽肠通便、消肿解毒
【营养成分】糖类、膳食纤维、维生素 P、钙、磷、钾、镁等

茄子是为数不多的紫色蔬菜之一，有很高的药用价值。原产于东南亚一带，西汉时传入中国，至今已有两千多年的栽培历史。

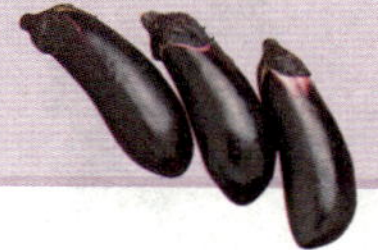

推荐搭配

茄子可与狗肉配伍。茄子富含的维生素 P 可提高毛细血管抵抗力，预防出血；狗肉对治疗心脑缺血性疾病，调整高血压有一定益处，两者共食可预防心血管疾病的发生。

食疗功效

茄子可抗氧化，抗衰老，抗癌，降低血液中的胆固醇；富含维生素 P，可软化血管，防止小血管出血。

食用人群备忘录

✓适宜人群：动脉硬化、高脂血症、高血压、冠心病患者，各种出血者
✗不宜多食：脾胃虚寒腹泻、消化不良者，皮肤病、哮喘、关节炎等痼疾者

推荐菜谱

地三鲜

【材料】土豆 150 克、茄子 200 克、青椒 50 克。

【调料】植物油、酱油、白糖、盐、葱花、蒜末、水淀粉、高汤各适量。

做法

1. 茄子、土豆均去皮洗净，切成滚刀块；青椒洗净去子，用手掰成小块。
2. 锅中放入植物油烧至七成热时，放入土豆块，炸至金黄色，捞出备用。
3. 锅留底油烧热，再将茄子倒入，炸至金黄色，加入青椒块一起过油，捞起备用。
4. 以少量热油爆香葱花、蒜末，加高汤、酱油、白糖、盐、茄子块、土豆块和青椒块，略烧，用水淀粉勾芡，大火收汁即可。

菜花

【别名】花菜、花椰菜
【传统功效】消食健胃、生津止渴
【营养成分】叶酸、糖类、多种维生素、膳食纤维、钙、磷、钾、钠等

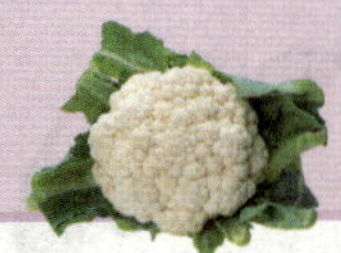

菜花质地细嫩，味甘鲜美，食后容易消化，被视为菜中珍品。古代西方人对它推崇备至，素有“天赐的药物”“穷人的医生”的美称。

推荐搭配

菜花中含有大量叶酸，有利于人体更好地吸收牛肉中所含的维生素 B_{12}，对身体更有好处。

食疗功效

菜花有抗癌的功效，如乳腺癌、肺癌、直肠癌等，还可提高肝脏解毒能力，增强机体的免疫力，增强毛细血管韧性。

食用人群备忘录

✓适宜人群：消化不良、食欲不振、大便干结者，癌症患者，肥胖症患者
✗不宜多食：尿路结石患者

推荐菜谱

珊瑚菜花

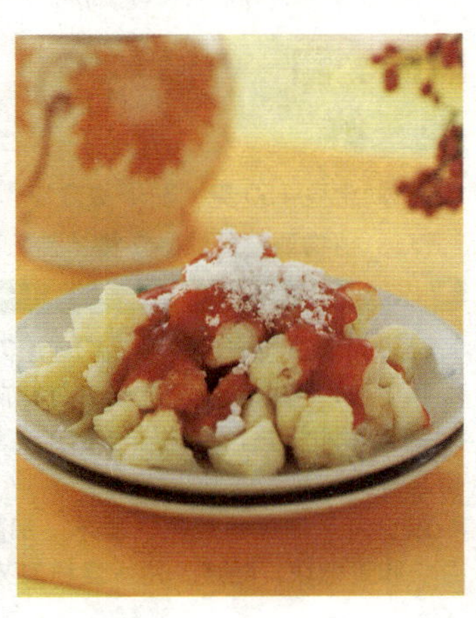

【材料】菜花 400 克。

【调料】植物油、番茄酱、白糖、盐、味精各适量。

做法

1. 菜花去根除叶，洗净掰成小块，焯水过凉沥干，撒上盐腌渍 20 分钟，装盘备用。
2. 锅内倒油，烧至五成热，放入番茄酱炒熟，凉凉后倒入菜花盘中，加白糖、味精拌匀即可。

土豆

【别名】马铃薯、洋芋、山药蛋
【传统功效】健脾益胃、益气和中
【营养成分】糖类、蛋白质、维生素 B_1、维生素 C、钙、铁、钾、锌、镁等

土豆能满足人体全部营养需要的95%，所含的8种必需氨基酸大大超过谷物的含量，被称为“十全十美的食物”和“长寿食品”。

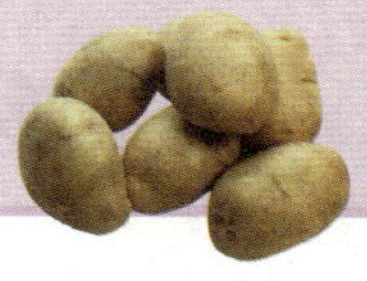

推荐搭配

土豆可与牛肉配伍。牛肉纤维很粗，会刺激胃黏膜，不易消化；土豆含丰富的叶酸，与牛肉同食，不仅能提供全面的营养成分，还可保护胃黏膜。

食用人群备忘录

✓适宜人群：脾胃气虚、营养不良者，胃及十二指肠溃疡患者，癌症，尤其是乳腺癌、直肠癌患者，肥胖者，心脏病患者

✗不宜多食：糖尿病患者

推荐菜谱

土豆烧牛肉

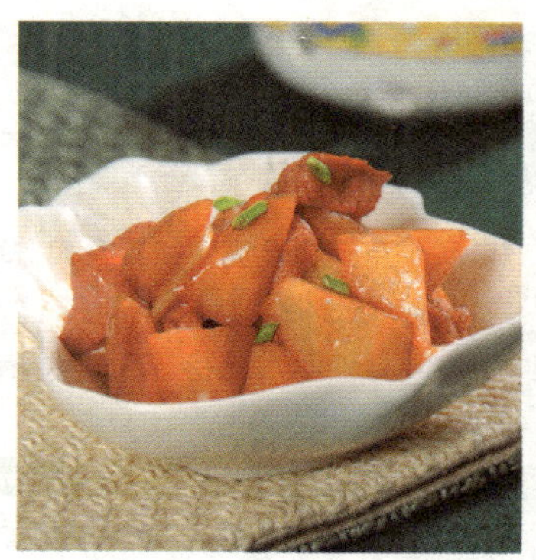

【材料】牛腱子肉500克、土豆2个。

【调料】植物油、酱油、白糖、盐、葱段、姜片、茴香、花椒各适量。

做法

1. 土豆去皮洗净，切滚刀块；牛肉洗净，切成3厘米见方的块；将切好的牛肉块放入锅中焯透捞出，沥干备用。
2. 锅内倒油，烧至八成热时放入切好的土豆块，炸成金黄色后捞出，沥干油。
3. 锅内留适量底油烧热，下牛肉块、花椒、茴香、葱段、姜片煸炒出香味，加酱油、白糖、盐和适量水，汤沸时撇净浮沫，改用小火炖约1小时，最后下土豆块炖煮，待汁浓肉烂即可。

芦笋

【别名】龙须菜、长命菜
【传统功效】清热、利小便
【营养成分】糖类、多种维生素、膳食纤维、磷、钾等

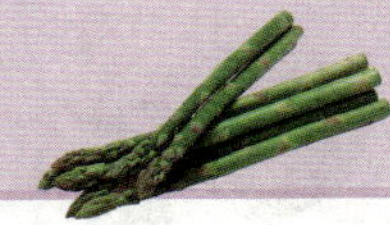

芦笋是百合科植物石刁柏的嫩茎,是世界公认的“高档保健蔬菜”和“第一抗癌果蔬”。芦笋鲜美芳香,柔软可口,被誉为“世界十大名菜”之一。

推荐搭配

芦笋宜与鸡蛋同食,两者富含铁,可改善贫血症状。

食疗功效

芦笋中的叶酸和核酸可抗癌,促进胃肠道蠕动,增强抵抗力,调节体内酸碱平衡,其叶酸能帮助胎儿正常发育。

食用人群备忘录

✓适宜人群:白内障患者、牙龈出血患者、贫血患者、骨折患者、冠心病者、癌症患者、肥胖者

✗不宜多食:糖尿病患者、痛风患者

推荐菜谱

芦笋炒肉片

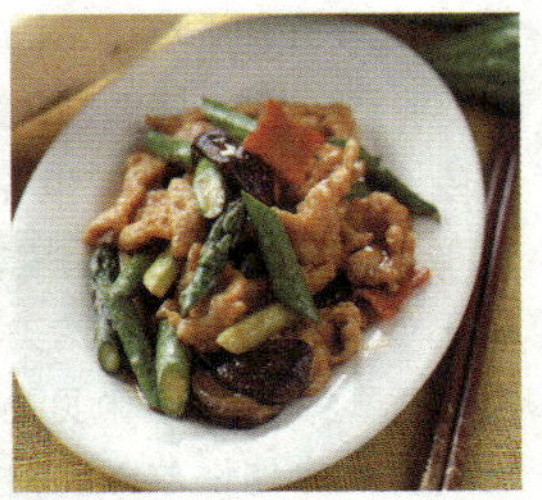

【材料】芦笋 200 克、猪里脊肉 200 克、香菇 4 朵、蒜 3 瓣。

【调料】酱油、水淀粉、盐、味精、植物油各适量。

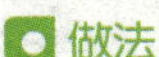

做法

1. 猪里脊肉洗净切薄片,放入碗中加酱油、水淀粉抓拌均匀,腌渍 10 分钟。
2. 芦笋洗净切斜段,香菇洗净切片。
3. 锅烧热倒油,将腌好的肉片放入锅中滑炒一下,盛出。
4. 热锅留适量油烧热,爆香蒜瓣,将肉片放入翻炒,加入芦笋、香菇及少许清水一起翻炒至熟,加盐、味精调味即可。可用适量熟胡萝卜片作装饰。

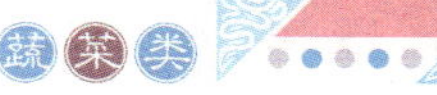

四季豆

【别名】扁豆、菜豆
【传统功效】滋养解热、利尿消肿
【营养成分】蛋白质、维生素 A、胡萝卜素、叶酸、膳食纤维、钾、镁、钙、磷等

中国古籍中称四季豆为龙爪豆、龙骨豆、白豆等。四季豆色泽鲜明，营养丰富，嫩荚可作蔬菜食用。

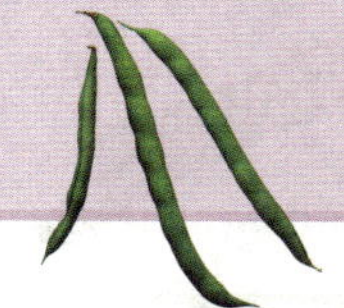

食疗功效

四季豆富含蛋白质和多种氨基酸，可提高肌肤的新陈代谢，促进排毒，降低对脂肪的吸收，加快胃肠道蠕动，提高人体免疫力。夏天多吃一些四季豆有消暑、清口的作用。四季豆种子可激活肿瘤病人淋巴细胞，产生免疫抗体，对癌细胞有强烈的破坏与抑制作用，即有抗肿瘤作用。

食用人群备忘录

✓适宜人群：水肿者、肥胖者、心脏病患者、高血压患者
✗不宜多食：气滞腹胀者

推荐菜谱

干煸四季豆

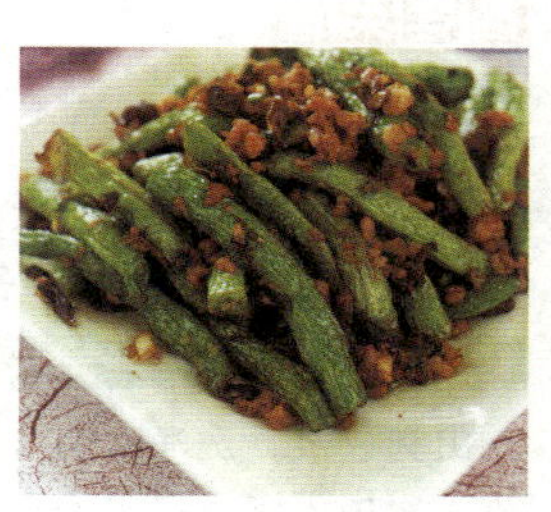

【材料】四季豆 250 克、猪肉末 150 克。

【调料】蒜末、葱花、酱油、辣豆瓣酱、白糖、盐、香油、植物油各适量。

做法

1. 四季豆洗净沥干，去筋、去两头后折段。
2. 起油锅，将折好的四季豆炸至微软捞起，接着重新入热油锅再炸一次，让四季豆表皮变皱。
3. 另起炒锅，倒入植物油烧热，爆香蒜末，放入猪肉末与酱油、辣豆瓣酱、白糖及盐炒匀。
4. 炒香后，将四季豆放入炒匀，最后淋上香油，撒上葱花即可。

山药

【别名】薯蓣、山芋、淮山
【传统功效】健脾胃、补肺气、益肾精
【营养成分】糖类、蛋白质、B族维生素、维生素C、钾、钠、镁等

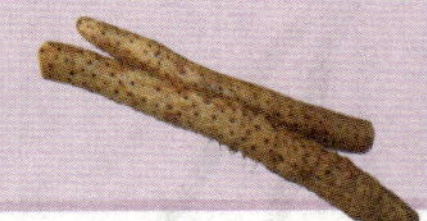

山药是补虚佳品，既可以作为主食，也可以作菜肴，还可以制成糖葫芦。山药富含多种氨基酸等营养物质，是患者康复期间的补养佳品。

推荐搭配

①脾虚之人，山药配伍薏苡仁、红枣同粳米或糯米煮粥食用。
②肾虚之人，山药配伍芡实、莲子煨食。

食疗功效

山药可扩张血管，改善血液循环；增强免疫力，延缓细胞衰老；增强软骨弹性；减少脂肪沉积，防治动脉粥样硬化。

食用人群备忘录

✓适宜人群：体虚、病后羸弱、营养不良者，长期腹泻、大便稀薄、神疲乏力或妇人白带清稀量多者，遗精盗汗、夜尿频多者

推荐菜谱

枸杞山药

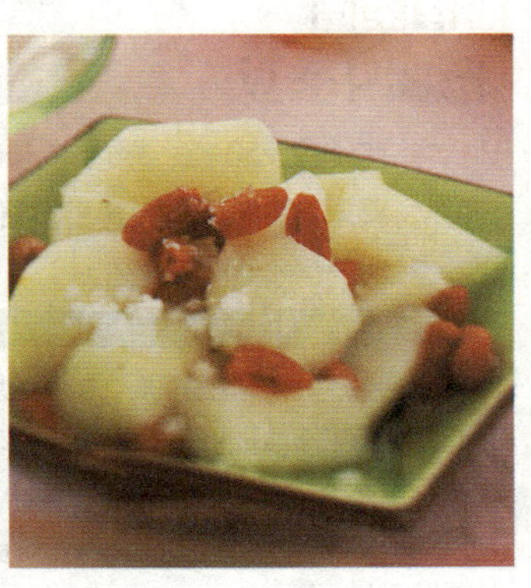

【材料】山药300克、枸杞子25克。
【调料】盐、白糖、植物油各适量。

做法

1. 山药去皮，洗净，切滚刀块，放入水中浸泡，捞出沥干；枸杞子洗净，泡水备用。
2. 山药放入沸水中煮熟，捞出，用凉开水冲凉，沥干；枸杞子放沸水中焯一下，捞出备用。
3. 将山药、枸杞子盛盘，加入所有调料拌匀即可。

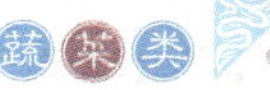

红薯

【别名】甘薯、山芋、地瓜
【传统功效】健脾胃、补气血、宽肠胃、通便秘
【营养成分】膳食纤维、糖类、蛋白质、钾、钙等

红薯味道甜美，营养丰富，由于含有丰富的膳食纤维，可促进代谢产物的排出，故有“肠胃清道夫”之称。西方国家公布的 20 种抗癌蔬菜中，红薯位列其中。

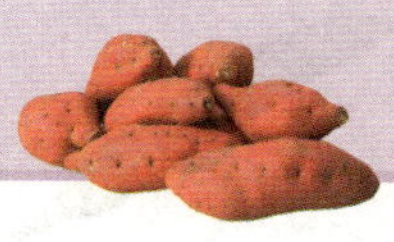

推荐搭配

红薯配伍薏米煮粥，对湿疹、疱疹等慢性皮肤病人有益。

食疗功效

红薯可保护人体器官黏膜；抑制胆固醇的沉积，消除皮下脂肪沉积；富含膳食纤维，可促进胃肠道蠕动，预防便秘。

食用人群备忘录

✓适宜人群：脾胃虚弱、气血两亏者，湿热黄疸、慢性肝病及肾病者
✗不宜多食：糖尿病患者、胃溃疡，胃炎致胃酸过多、胃胀腹痛者

推荐菜谱

拔丝红薯

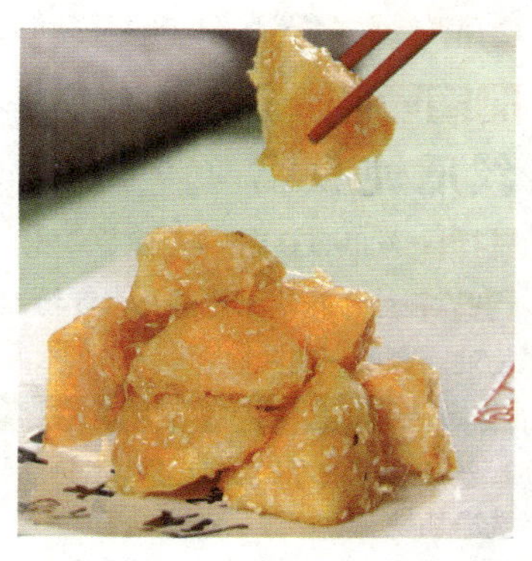

【材料】红薯 450 克。

【调料】熟芝麻、植物油、白糖各适量。

做法

1. 红薯洗净去皮，切成滚刀块，用七成热的油炸成浅黄色，捞出沥油待用。
2. 锅中加适量清水，水沸后下入白糖，不断搅炒，待白糖起花，糖的颜色变为浅黄色，把炸好的红薯块放入翻炒均匀，使糖花均匀地挂在红薯块上，取少许熟芝麻撒入，并迅速盛入事先抹上油的盘子中即可。

丝瓜

【别名】吊瓜、天丝瓜、布瓜
【传统功效】清热凉血、化痰解毒、润肤通乳
【营养成分】糖类、B族维生素、钙、磷、钾、叶酸、维生素C等

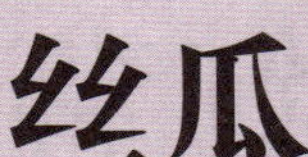

丝瓜原产于南洋，明代引入中国。丝瓜的药用价值很高，全身是宝，有“瓜果药材”“植物海蜇”的美称，是不可多得的美容佳品，丝瓜汁甚至被誉为“美人水”。

推荐搭配

鸭肉可补阴，清热止咳，与丝瓜同食可起到清热祛火、滋养肠胃的作用。

食疗功效

丝瓜中含有大量的维生素C，能够消除色斑，美白肌肤，并可延缓皮肤衰老；可调节人体新陈代谢，减少脂肪在体内的堆积；对女性月经不调、白带过多、产后缺乳有很好的调节作用。

食用人群备忘录

✓适宜人群：热病期间身热烦渴者，炎热夏季燥热口干者，妇女带下、产后乳汁不行者，月经不调者

✗不宜多食：胃寒疼痛、脾虚溏泻者

推荐菜谱

丝瓜炖豆腐

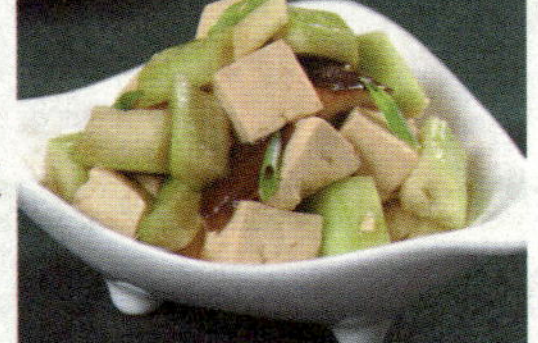

【材料】丝瓜300克、老豆腐200克、香菇适量。

【调料】盐、味精、酱油、水淀粉、香油、植物油、葱段、姜片。

做法

1. 丝瓜去皮洗净，切成小块，下热油锅滑熟；老豆腐洗净切小块；香菇去蒂，洗净切块。
2. 锅置火上，倒入植物油烧至五成热，下入葱段、姜片炝锅，放入豆腐、丝瓜、香菇、盐、酱油，小火烧至熟，出锅前加味精调味，用水淀粉勾芡收汁，淋香油即可。

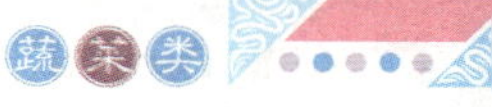

黄瓜

【别名】胡瓜、刺瓜、青瓜莪
【传统功效】清热解暑、生津止渴、利尿
【营养成分】多种糖类、维生素 A、维生素 C、磷、钾等

李时珍说："张骞使西域得种，故名胡瓜。"黄瓜是汉时张骞出使西域时带回来的，是一种人们喜爱的美容瘦身水果蔬菜，被称为"厨房里的美容剂"。

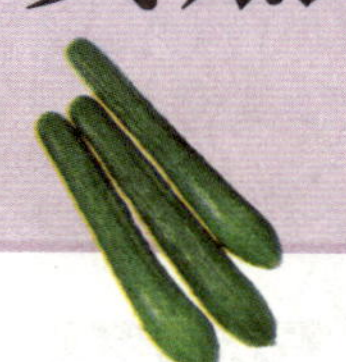

推荐搭配

黄花菜富含卵磷脂，对增强和改善大脑功能有重要作用，对注意力不集中、记忆减退等症状有特殊疗效，配伍黄瓜食用可改善不良情绪。

食疗功效

黄瓜中的维生素 C 能养颜美容；黄瓜可促进胃肠道蠕动，有抗菌消炎和提高白细胞吞噬能力的作用，降低血糖，抗癌。

食用人群备忘录

✓适宜人群：烦热、口干口渴者，高热者，饮酒过量者，高血压、高脂血症、肥胖症患者，口角炎者，小便不利、水肿、大便干燥者

✗不宜多食：脾胃虚弱、腹痛腹泻、肺寒咳嗽者，在月经期间的寒性痛经者

推荐菜谱

黄瓜拌绿豆芽

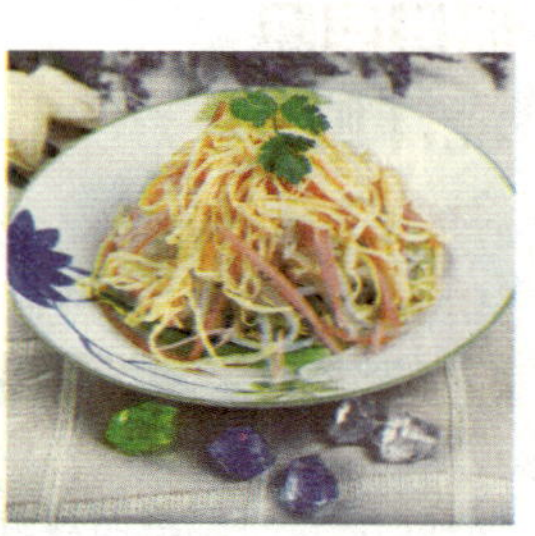

【材料】黄瓜 200 克、绿豆芽 250 克、火腿丝 30 克、鸡蛋皮丝 20 克。

【调料】芥末、盐、味精、酱油、白糖、醋、香油、香菜各适量。

做法

1. 黄瓜洗净，切丝备用；绿豆芽择洗干净，放入沸水中焯一下，冲凉备用。
2. 取一盘，先放入黄瓜丝铺底，再放入绿豆芽，最后放上火腿丝和鸡蛋皮丝。
3. 将芥末、盐、味精、酱油、白糖、醋、香油放入小碗中拌匀，调成味汁。
4. 将调好的味汁淋在摆好的食材上，再放入香菜点缀即可。

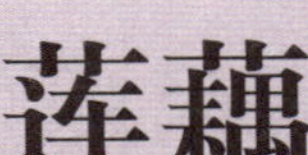

莲藕

【别名】莲菜、莲根、玉节

【传统功效】生藕清热凉血、止血散瘀；熟藕健脾开胃、养血止泻

【营养成分】蛋白质、钙、钾、维生素 C、维生素 E 等

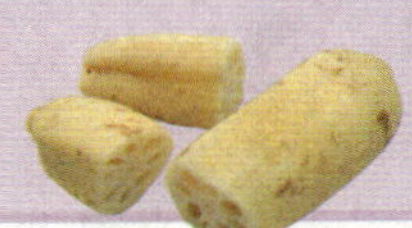

莲藕原产于印度，后来引入中国，迄今已有 3000 余年的栽培历史。藕有两个品种，即七孔藕和九孔藕。莲藕的食用和药用价值都很高，口感清脆。

食疗功效

生藕有清热凉血、止血散瘀的功效；熟藕有健脾开胃、养血止泻的功效。莲藕含丰富的丹宁酸，可收缩血管止血；刺激胃肠道，改善便秘。

营养师在线

①煮藕忌用铁器，以防造成莲藕发黑。

②切过的莲藕可在切口处用保鲜膜覆盖，可冷藏保鲜一个星期。

食用人群备忘录

✓适宜人群：吐血、口鼻出血者、习惯性便秘、肝病患者

✗不宜多食：寒性痛经妇女、糖尿病患者、产妇

推荐菜谱

浇汁鲜藕

【材料】鲜藕 300 克。

【调料】盐、白糖、醋、味精各适量。

做法

1. 藕洗净去皮，剖成两半，再切成片，入沸水锅里略焯烫一下，迅速捞起沥。
2. 在烫过的藕片中加入盐、味精、白糖，淋入醋，拌匀即可。

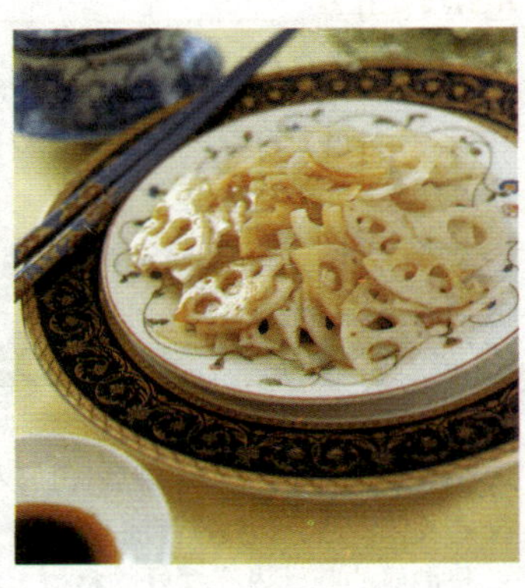

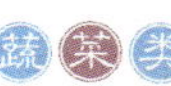

冬瓜

【别名】长枕瓜、东瓜、白瓜
【传统功效】清热祛暑、利水消肿、解毒减肥
【营养成分】膳食纤维、维生素 C、钙、磷、钾、镁等

冬瓜结果于夏季，但在瓜熟之际，其表面有一层白色粉状的东西，类似冬天的白霜，故名之“冬瓜”。冬瓜喜温耐热，是夏秋季节的重要蔬菜品种之一。

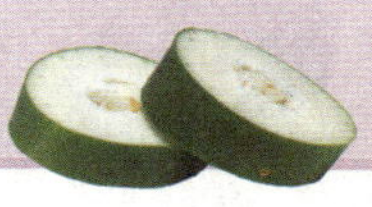

推荐搭配

冬瓜与鲤鱼、赤小豆同食适宜虚证水肿患者。

食疗功效

冬瓜含有的葫芦巴碱可促进新陈代谢，阻止体内脂肪堆积；丙醇二酸能有效阻止糖类转化为脂肪；预防色斑及黑色素沉着。

食用人群备忘录

✓适宜人群：妊娠水肿、糖尿病、肥胖症、动脉粥样硬化、高血压、高脂血症者
✗不宜多食：脾肾阳虚或虚寒者、久病滑泄者

推荐菜谱

冬瓜丸子汤

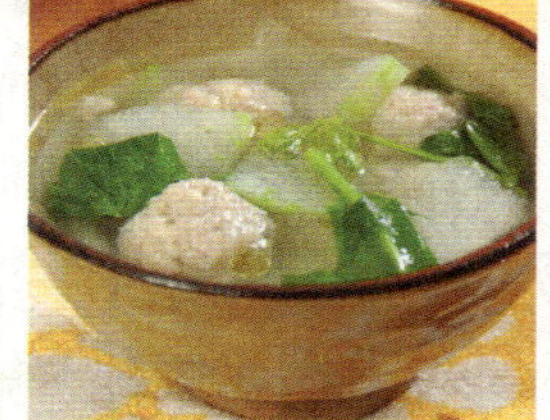

【材料】冬瓜 300 克、猪肉馅 200 克、菠菜段 50 克、鸡蛋 1 个（取蛋清）。

【调料】姜末、葱花、盐、料酒、淀粉、味精、香油各适量。

做法

1. 冬瓜去皮洗净，切片。
2. 猪肉馅加姜末、葱花搅匀，放入碗中，加入盐、料酒、淀粉、鸡蛋清、适量水，沿一个方向搅匀。
3. 锅内放水烧沸，放入冬瓜；再开锅后，用勺子舀起猪肉馅，做成丸子，一个个放入汤中，待丸子全部浮起熟透，加入菠菜段、少许盐、味精，淋上香油即可。

香菇

【别名】冬菇、香信、香菌
【传统功效】补肝肾、健脾胃、安神益智
【营养成分】糖类、蛋白质、钾、铁、镁、钠、膳食纤维、维生素等

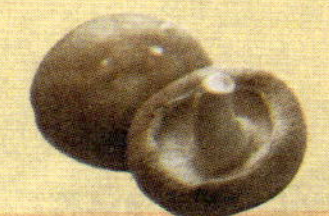

香菇是一种高蛋白、低脂肪的保健食品，是菌类中的“灵芝草”，老少皆宜，是延年益寿的上品，美国科学家称之为“抗癌新兵”。

推荐搭配

①香菇与鸡肉搭配，煮食，用于脾胃虚弱、食欲减退、少气乏力者。

②豆腐营养丰富，清热解毒，补气生津；香菇为鲜美的食用真菌，有理气化痰、滋补作用，两者同食营养丰富，并可降血压。

食疗功效

香菇可降血脂，降血压；能促进钙、磷的吸收，有助于骨骼和牙齿的发育；富含膳食纤维，能够促使人体排出多余的胆固醇；抗癌、防癌。

食用人群备忘录

✓适宜人群：气虚头晕、贫血等年老体弱者，高脂血症、高血压、动脉硬化、糖尿病、肥胖者，癌症及放疗、化疗者，年高体弱、气短乏力、食欲不振者

✗不宜多食：顽固性皮肤瘙痒症者

推荐菜谱

樱桃香菇汤

【材料】水发香菇 80 克、鲜樱桃 60 克，莴笋 100 克、莲子 50 克。

【调料】料酒、味精、盐、酱油、白糖、姜汁、水淀粉、植物油、香油各适量。

做法

1. 水发香菇洗净，切片；莴笋洗净，切片；樱桃洗净。
2. 锅中倒入植物油烧热，放入香菇煸炒，加入适量姜汁、料酒、酱油、白糖、盐、清水煮沸，放入莲子，转小火炖 10 分钟。
3. 将莴笋片放入锅中，加味精调味，用水淀粉勾芡，最后放入樱桃稍煮，淋上香油即可。

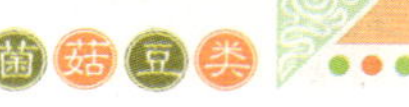

【别名】白木耳、雪耳
【传统功效】滋阴润肺、益胃生津、强心补脑
【营养成分】B 族维生素、维生素 E、蛋白质、糖类、钙、钾、镁、磷等

银耳

银耳既是名贵的滋补佳品，也是扶正强壮之药品，被誉为“菌中明珠”。历代皇家将银耳视为“延年益寿之品”“长生不老良药”，其滋补功效可见一斑。

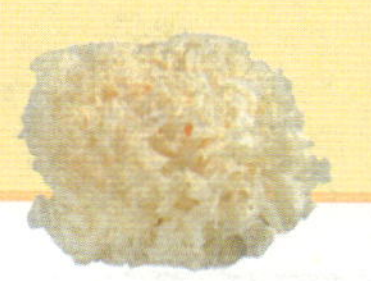

食疗功效

银耳可提高肝脏解毒能力，有保肝作用；提高人体免疫力；促进骨髓造血功能；促进淋巴细胞转化，防癌抗癌；养颜抗衰老。

食用人群备忘录

✓适宜人群：肺热津伤者，肺气虚弱者，营养不良、病后产后虚弱者，老年皮肤干燥瘙痒者，肺胃阴虚所致口干、便秘、咽喉干燥者，妇女月经不调者
✗不宜多食：风寒咳嗽、湿痰壅盛者

推荐菜谱

素烩银耳

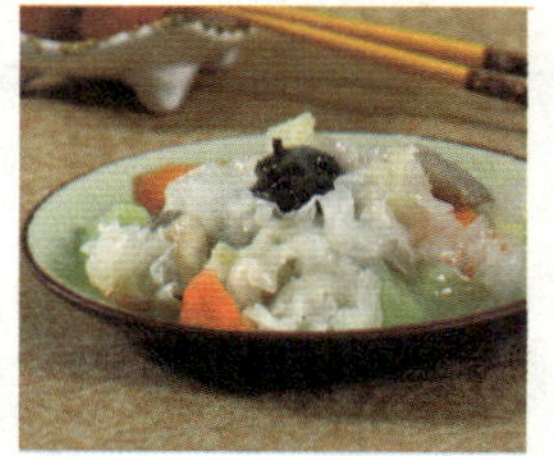

【材料】银耳 25 克、鲜蘑罐头 1 罐、发菜 15 克、胡萝卜 250 克、青笋 300 克、熟黑木耳适量。

【调料】盐、白糖、高汤、水淀粉各适量。

做法

1. 银耳洗净，用温水泡发，撕成大小均匀的朵；发菜用温水泡开，洗净泥沙，用手指卷成一个个算珠大小的球，放在盘内，加入银耳和适量高汤，上锅蒸 10 分钟左右；胡萝卜、青笋均去皮，洗净，切成鲜蘑大小，用开水煮透，过凉；打开鲜蘑罐头，用原汁泡上；用高汤将胡萝卜、青笋、鲜蘑煮熟，捞出待用。
2. 银耳、发菜从蒸锅里取出，将银耳扣在盘中央，胡萝卜、青笋、鲜蘑、发菜围在四边；将剩余高汤放入锅中，加入盐、白糖，用水淀粉勾芡，浇在盘中，用黑木耳点缀即可。

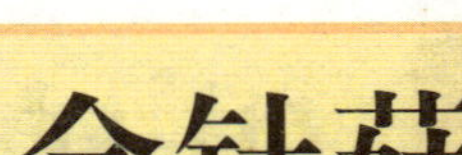

金针菇

【别名】朴菇、金菇
【传统功效】益气补虚
【营养成分】蛋白质、糖类、维生素 B_2、维生素 D、钾、锌等

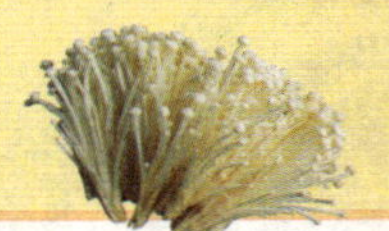

金针菇是菇类中的“蛋白质库”，含锌量高，能促进儿童智力发育，被誉为“益智菇”。

推荐搭配

金针菇富含赖氨酸和锌，同鸡肉配伍食用，有利于促进儿童智力发育。

食疗功效

金针菇可促进新陈代谢，有利于生长发育；富含 B 族维生素，可帮助人体糖类与脂肪代谢，降血脂、降胆固醇、减肥；维持神经系统正常；抗疲劳；防癌抗癌。

食用人群备忘录

✓适宜人群：气血不足、体质虚弱者，生长发育时期的少年儿童，习惯性便秘、大便干燥者

✗不宜多食：脾胃虚寒、腹痛泄泻者

推荐菜谱

油菜金针菇

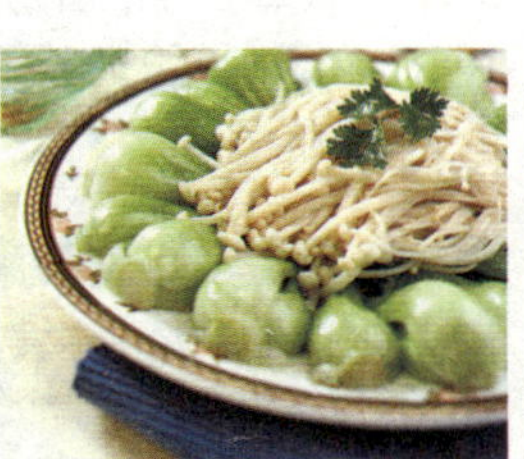

【材料】油菜 300 克、金针菇 70 克、油豆腐适量。

【调料】植物油、盐各适量。

做法

1. 油豆腐洗净沥干，放于盘中备用。
2. 油菜洗净，对半切开；金针菇切除根部后洗净，放入沸水中焯烫，捞出过凉后沥干备用。
3. 锅中倒入适量油烧热，放入油菜炒软，加入油豆腐、金针菇、盐，炒至入味，油菜盛出码盘，中间铺上油豆腐，盖上金针菇即可。

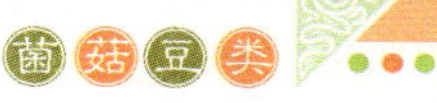

口蘑

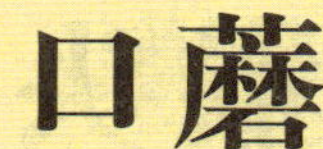

【别名】：白蘑菇
【传统功效】补气益胃、理气化痰
【营养成分】蛋白质、脂肪、烟酸、糖类、膳食纤维、维生素E、钙、钾、镁等

口蘑美国人称之为“上帝的食品”,日本人称之为“植物食品的顶峰”，还有很多国家称之为“菜中之王”。口蘑是高蛋白质、低脂肪、富含天然维生素的食物。

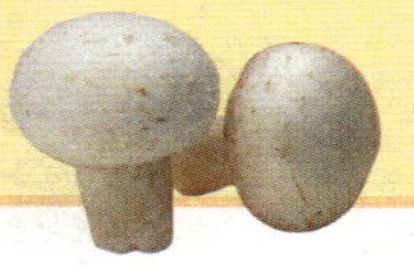

推荐搭配

① 《生生编》：“蘑菇，益肠胃，化痰，理气。”
② 《饮膳正要》：“蘑菇，动气发病，不可多食。”

食疗功效

口蘑含有丰富的蛋白质、多种氨基酸、维生素和其他营养成分，有一定的抗菌作用；可提高人体免疫力，降低血糖、血脂，增强人体对肝炎、软骨病的防治能力，并有一定的防癌、抗癌作用。

食用人群备忘录

✓适宜人群：糖尿病患者、各种癌症患者
✗不宜多食：肾脏疾病患者

推荐菜谱

小鸡炖蘑菇

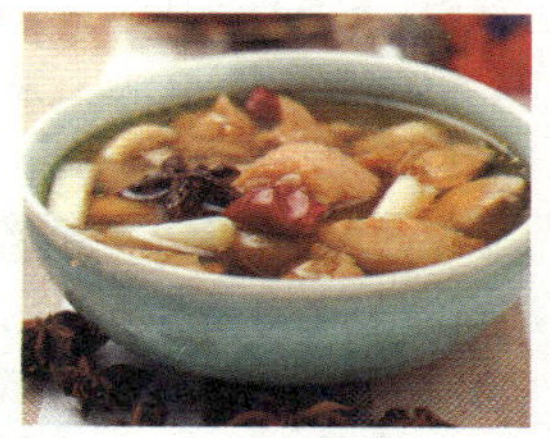

【材料】小仔鸡1只（约750克）、口蘑75克。

【调料】植物油、大料、料酒、盐、白糖、葱段、姜块、干红辣椒段、酱油各适量。

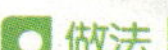

做法

1. 小仔鸡收拾干净，剁成小块；口蘑用温水泡30分钟，洗净备用。
2. 剁好的鸡块放入沸水中焯烫一下，去除血腥味，捞出沥干备用。
3. 锅内放少量油烧热，放入鸡块翻炒至鸡肉变色，放入葱段、姜块、大料、干红辣椒段、盐、酱油、白糖、料酒，翻炒上色。
4. 加入适量水炖10分钟，放入口蘑，转中火再炖40分钟即可。

猴头菇

【别名】猴头菌、刺猬菌、羊毛菌
【传统功效】健脾养胃、化痰
【营养成分】蛋白质、脂肪、糖类、B 族维生素、维生素 C、钠、钙、钾等

猴头菇是一种肉质肥厚、细嫩鲜美的保健食品，被誉为“植物肉”，民间有“多食猴头，返老还童”的谚语。

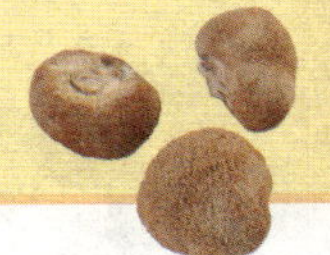

食疗功效

猴头菇含有不饱和脂肪酸，有利于血液循环，能降低血液中胆固醇含量，能防治高血压、心血管疾病；可提高机体免疫功能，延缓人体衰老；能够安眠平喘，促进头发的生长；有消炎、护肝、抗癌作用。

食用人群备忘录

✓适宜人群：胃胀胃痛者、嗳气反酸者、慢性浅表性胃炎和萎缩性胃炎者、胃及十二指肠溃疡患者、癌症患者、食欲不振者、脾胃虚弱者、神经衰弱者、心血管疾病患者、糖尿病患者、肥胖症患者

推荐菜谱

猴头菜心

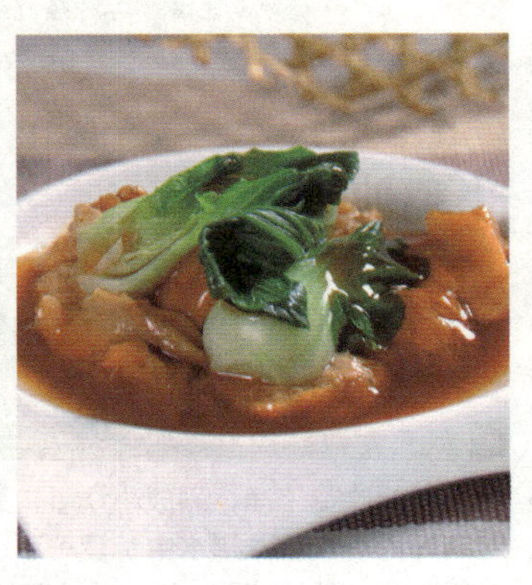

【材料】油菜心 300 克、猴头菇 150 克。

【调料】盐、味精、酱油、蚝油、水淀粉、植物油各适量。

做法

1. 猴头菇去蒂，洗净，入沸水中焯熟，捞出挤净水分，顺毛切成大片，均匀地平铺在盘里；油菜心洗净，入沸水稍焯捞出，过凉沥干。
2. 将油菜心入热油锅中爆炒，加盐、味精调味，淋入蚝油，码放到猴头菇上。
3. 锅内加入适量酱油，下入水淀粉勾芡，淋到油菜心上即可。

黑木耳

【别名】云耳、树耳、木蛾
【传统功效】益气养胃、补血止血、解毒涤肠
【营养成分】糖类、膳食纤维、维生素 B_2、钙、铁、磷等

黑木耳营养丰富，是一种极佳的天然补血蔬菜，含铁量极高，有“素中之荤”“菌中之花”之称。

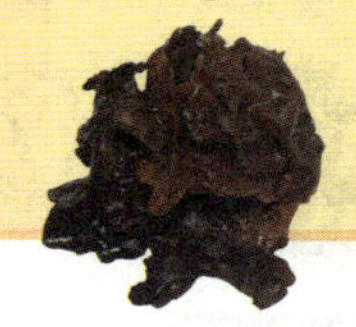

推荐搭配

①黑木耳与冰糖搭配炖化服，用于阴虚肺燥、干咳无痰或痰黏量少。
②黑木耳与红枣搭配，补血效果更明显，尤其适合女性食用。

食疗功效

黑木耳含铁量高，有益气补血、润肺镇静、凉血止血的功效；可降低血液中胆固醇的含量，对冠心病、动脉硬化、心脑血管疾病颇为有益。

食用人群备忘录

✓适宜人群：各种出血症，如痔疮出血、便血、小便淋血、月经过多、眼底出血等，中老年高血压、动脉粥样硬化患者，各种结石患者
✗不宜多食：大便不实者、风寒咳嗽者

推荐菜谱

双耳拌黄瓜

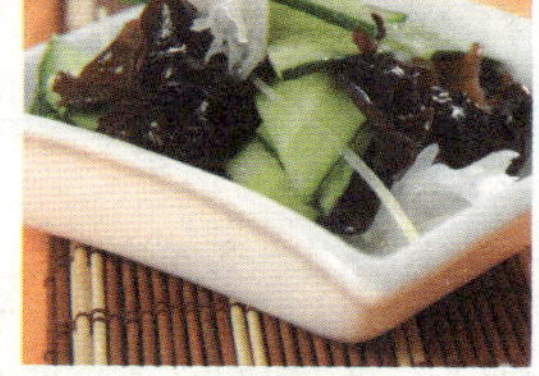

【材料】银耳、黑木耳各 15 克，黄瓜 100 克，泡发粉丝段 10 克。
【调料】植物油、葱丝、姜丝、香油、花椒、大料、盐、味精各适量。

做法

1. 银耳、黑木耳用水泡软，用沸水烫透，捞出，沥干，撕成小朵备用；黄瓜洗净切片。
2. 锅中植物油烧热，放入花椒、大料炸出香味，作成花椒油。
3. 银耳、黑木耳、黄瓜、粉丝段放入盆中，加入葱丝、姜丝，浇上炸好的花椒油，稍焖片刻，然后加盐、香油、味精搅拌均匀即可。

黄豆

【别名】大豆、黄大豆
【传统功效】脾补血、利水
【营养成分】蛋白质、糖类、脂肪、B族维生素、叶酸、烟酸、钙、铁、磷、钾、钠、镁、锌等

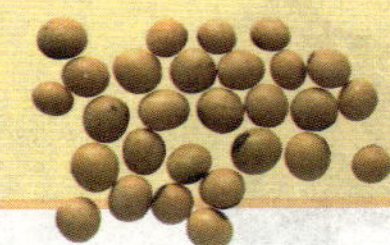

黄豆的高蛋白、高脂肪可与动物性食物相媲美，蛋白质含量高达35%～40%，是猪瘦肉和牛奶的2倍，鸡蛋的3倍，有“植物蛋白之王”之美誉。

推荐搭配

黄豆与茄子配伍，有健脾养胃的作用。

食疗功效

黄豆可促进脑细胞的发育，增强记忆力；增强骨密度，促进骨骼健康；抑制血管紧张素转换酶活性，有效控制高血压；降低血脂，预防心血管疾病发生；提高肌肤的新陈代谢。

食用人群备忘录

✓适宜人群：青少年儿童生长发育期，更年期女性，糖尿病、肥胖症患者、心血管疾病患者，脑力工作者，癌症患者

✗不宜多食：严重肝病、肾病、痛风、消化性溃疡、动脉硬化、低碘者，孕妇，对黄豆过敏者

推荐菜谱

什锦黄豆

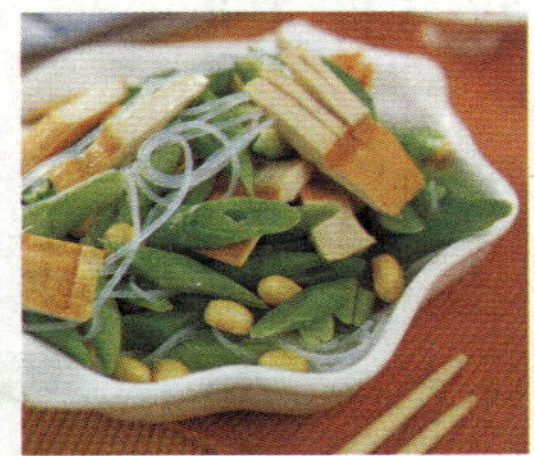

【材料】黄豆200克，豆腐干、豆角各150克，粉丝50克。

【调料】姜末、葱花、生抽、盐、香油、醋、味精各适量。

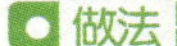

做法

1. 黄豆洗净煮熟；豆腐干洗净，切条；粉丝泡软，切长段；豆角去筋洗净，切段，焯熟沥干。
2. 将上述材料混合，加入生抽、盐、姜末、葱花、味精、香油、醋，调匀装盘即可。

绿豆

【别名】青小豆
【传统功效】清热解毒、清暑解渴、消肿利尿
【营养成分】糖类、膳食纤维、蛋白质、维生素 E、烟酸、钾、镁、钙、铁、B 族维生素等

绿豆浑圆青绿，是炎热夏季人们喜爱的消暑佳品，具有较高的食用和药用价值，被誉为“济世之良谷”。

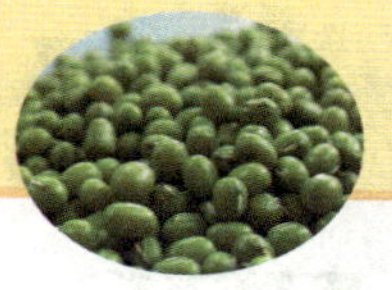

推荐搭配

①绿豆配伍鸡蛋清，用于农药中毒者。

②绿豆与生甘草配伍煎汤，用于乌头等热性药物所致的中毒。

③绿豆配伍金银花，用于预防麻疹、腮腺炎。

食疗功效

绿豆可使骨骼和牙齿坚硬，预防动脉硬化，解毒。

食用人群备忘录

✓适宜人群：暑热天气咽干口渴者，食物中毒、药物中毒、草药中毒、煤气中毒者，疖疮痈肿、丹毒等皮肤感染者

✗不宜多食：脾胃虚寒、便溏泄泻者

推荐菜谱

绿豆薏苡仁粥

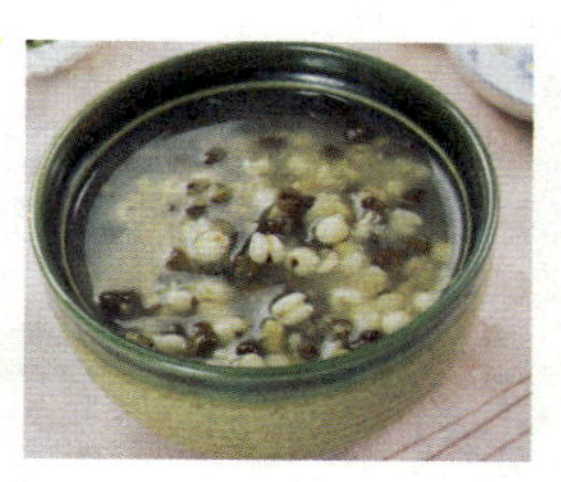

【材料】薏苡仁、绿豆各 150 克。

【调料】白糖适量。

做法

1. 薏苡仁、绿豆分别淘洗干净，并分别在水中浸泡 2 小时。
2. 锅置火上，放入绿豆以及适量清水，大火煮沸后，加入适量清水继续熬煮，再次煮沸后，转小火熬煮至绿豆开花，再放入薏苡仁，煮沸后转小火煮 1 小时。
3. 将白糖放入粥中，搅拌均匀即可。

豌豆

【别名】雪豆、寒豆、麦豆、荷兰豆
【传统功效】和中下气、利水通乳
【营养成分】蛋白质、糖类、B族维生素、钙、钾、锌等

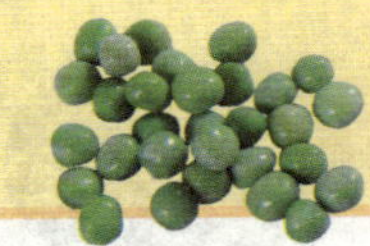

豌豆豆粒圆润鲜绿，主要用于制作淀粉、豆酱或粉丝。嫩豌豆可以炒食，也可以用来配菜，增加菜肴色彩。

推荐搭配

豌豆与粳米同煮粥食，可用于产后乳汁不下。

食疗功效

豌豆可为人体补充各种氨基酸，润泽皮肤，消炎抗菌，促进新陈代谢。

食用人群备忘录

✓适宜人群：腹胀、下肢水肿、脚气病者，产妇哺乳期或产后乳汁不下者，转筋、脚患者

✗不宜多食：慢性胰腺炎患者、脾胃虚弱者、糖尿病患者

推荐菜谱

茄汁豌豆炒饭

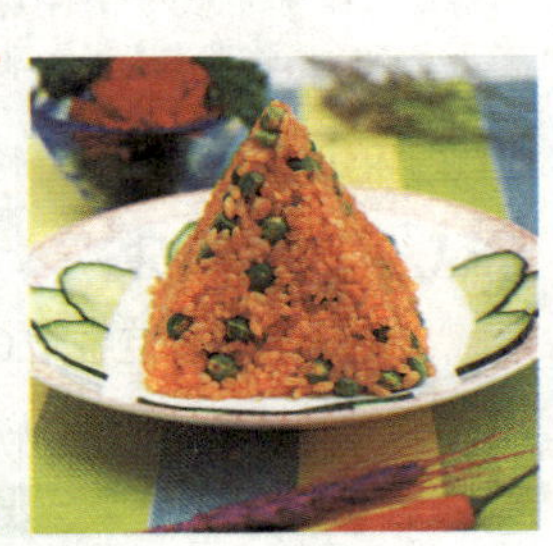

【材料】米饭200克、豌豆150克、猪瘦肉100克。

【调料】植物油、葱段、姜块、盐、番茄酱、料酒、味精各适量。

做法

1. 碗中放少量番茄酱，加适量凉开水调成汁备用。
2. 锅内放适量清水，煮沸后放入猪瘦肉、葱段、姜、料酒和少许盐，盖上盖，将猪瘦肉煮熟后捞出切丁。
3. 锅内加植物油烧热，放入豌豆、盐炒熟盛出；锅内再倒入适量植物油烧热，倒入米饭、肉丁，加盐炒热，再放入豌豆、番茄汁，炒匀后，加味精调味盛入盘中摆成形即可。

红小豆

【别名】赤豆、红豆、赤小豆、赤饭豆
【传统功效】利水除湿、和血排脓、消肿解毒
【营养成分】蛋白质、糖类、B 族维生素、钾、钙、磷、钠、铁等

红小豆是药食两用佳品，因其富含淀粉，因此被称为“饭豆”。李时珍称其为“心之谷”，有良好的保健作用。

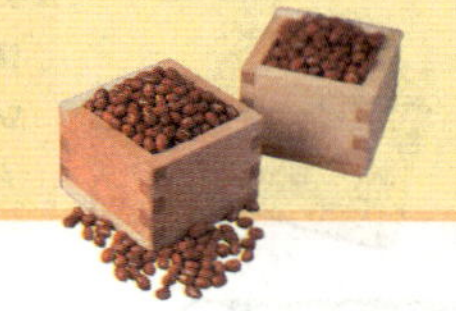

推荐搭配

红小豆与鲤鱼搭配煮汤食，适宜于脚气水肿、大腹水肿或肝硬化腹水、肾炎水肿、营养不良性水肿者。

食疗功效

红小豆是食疗佳品，可催乳、利尿、降血压、降血脂；性甘寒，有治血、排脓、消肿、解毒之功效，可治心肾脏器水肿、痈肿等症。

食用人群备忘录

✓适宜人群：心脏病、肾病水肿者，哺乳期妇女，肥胖、高脂血症及高血压者、结石症患者

✗不宜多食：阴虚及小便清长者、被蛇咬伤者 2～3 月内

推荐菜谱

红豆冬瓜汤

【材料】冬瓜 300 克、红小豆 200 克。

【调料】盐适量。

做法

1. 冬瓜洗净去皮，切块；红小豆淘洗干净，浸泡 6 小时后备用。
2. 锅中放适量水煮沸，倒入红小豆煮熟。
3. 将冬瓜块放入锅中，开盖中火煮至冬瓜变透明，加盐调味即可。

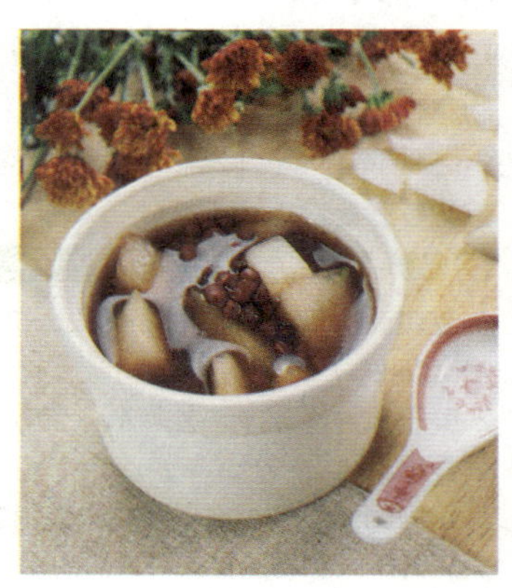

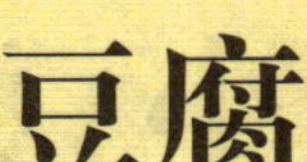

豆腐

【别名】小宰羊
【传统功效】益气和中、生津润燥、清热解毒
【营养成分】蛋白质、脂肪、糖类、维生素 E、钙、磷、钾等

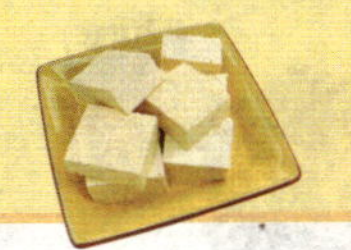

豆腐是中国的一种传统食品，由黄豆发酵加工而成。豆腐不仅味美而且营养价值高，古代称之为“小宰羊”，认为其白嫩的外形与营养价值可与羊肉相媲美。

推荐搭配

豆腐与萝卜配伍有助于营养物质的消化吸收。

食疗功效

豆腐可降低血中铅浓度；富含卵磷脂，有助于脑神经的生长发育；富含维生素 E，能增强人体抗衰老能力；降低血脂，预防心血管疾病。

食用人群备忘录

✓适宜人群：肥胖、高脂血症者，经常饮酒者，产后乳汁不足者
✗不宜多食：脾胃虚寒、腹泻者，痛风及血尿酸偏高者

推荐菜谱

豆腐鲜贝

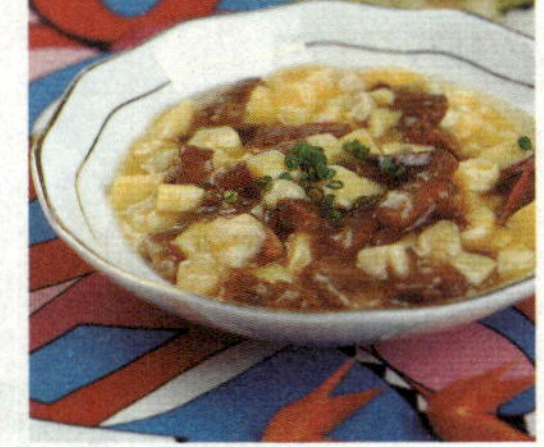

【材料】南豆腐 150 克、鲜干贝 10 粒、小香肠 3 根。

【调料】植物油、干淀粉、水淀粉、盐、香油、葱花各适量。

做法

1. 豆腐洗净，切小块；香肠切段，在一边切出一道口，热油锅中炸至定型，捞出沥油。
2. 鲜干贝洗净沥干，外面裹干淀粉，放入热油锅中炸一下，立即捞出沥油备用。
3. 锅内倒油烧热，把豆腐放进去稍炒，放盐和水，用小火煮 1 ~ 2 分钟，放入鲜干贝和香肠拌匀，最后用水淀粉勾芡，淋入香油，撒入葱花即可。

腐竹

【别名】豆筋、支竹、甜竹
【传统功效】益气生津、清热解毒、润燥
【营养成分】蛋白质、糖类、膳食纤维、脂肪、B 族维生素、维生素 E、磷、钾等

腐竹是用豆浆加工而成的，在豆制品中营养价值最高。腐竹中的蛋白质、脂肪、糖类的能量配比平衡，营养价值更全面，被人们称为“素中之荤”。

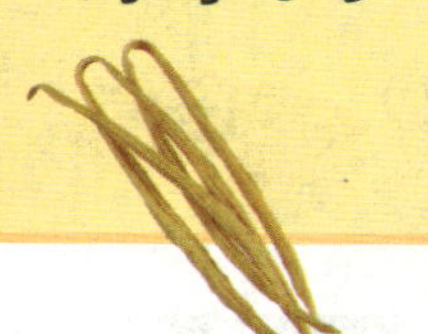

推荐搭配

①腐竹与油菜配伍食用可止咳平喘，经常食用可增强机体免疫力。
②腐竹适宜与草菇配伍。腐竹含有丰富的 B 族维生素，草菇能减慢人体对糖类的吸收，两者合用功效明显，是糖尿病患者的良好食品。

食疗功效

腐竹可健脑，预防老年性痴呆；可降低血液中胆固醇含量，可防治高脂血症、动脉硬化等；抗炎、抗溃疡。

食用人群备忘录

✓适宜人群：体质虚弱、气血不足、年老羸瘦者，产后乳汁不足者，青少年生长发育期，经常饮酒者、水土不服者
✗不宜多食：脾胃虚寒、大便稀薄者，肾功能不全者，糖尿病、痛风患者

推荐菜谱

腐竹韭黄

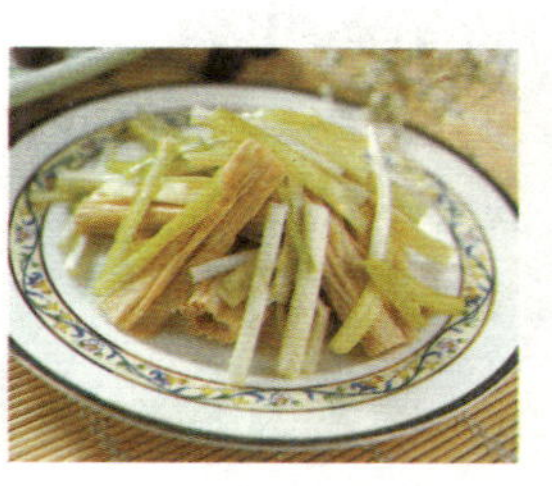

【材料】韭黄、腐竹各 150 克。
【调料】植物油、蒜瓣、盐、味精、香油各适量。

做法

1. 韭黄洗净，切成段；蒜瓣洗净，切成末备用。
2. 将腐竹放进清水中泡软，然后切成段备用。
3. 在容器底部放适量植物油、蒜末，用微波炉高火加热 2 分钟。
4. 将韭黄、腐竹放到加热过的容器里，加入盐、味精、香油拌匀，微波高火加热 2 分钟，取出即可。

猪肉

【别名】雪豚肉、彘肉
【传统功效】滋阴润燥、补虚
【营养成分】蛋白质、脂肪、胆固醇、B族维生素、铜、锌、铁、磷等

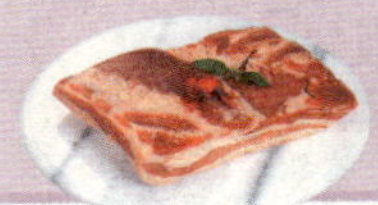

猪肉是摄取动物类脂肪和蛋白质的主要来源，可以用来烹饪各种美味佳肴，其纤维细软，经加工后味道特别鲜美。

推荐搭配

猪肉最宜与豆类食物配伍食用，豆类中富含的卵磷脂可以乳化血浆，使猪肉中的胆固醇等脂肪颗粒变小，减少沉积，有助于人体健康。

食疗功效

猪肉营养十分丰富，可满足人体发育所需的能量和热量；含有丰富的维生素 B_1，并可提供血红素铁和促进铁吸收的半胱氨酸，改善缺铁性贫血。

食用人群备忘录

✓适宜人群：阴虚体质、热病伤津、大便干燥、燥咳无痰者，皮肤干燥及希望美容者，生长发育期少年儿童，产后体虚便秘乳少者

✗不宜多食：湿热偏盛、舌苔厚腻者，感冒初愈者，顽固性疾病患者

推荐菜谱

竹笋炒里脊

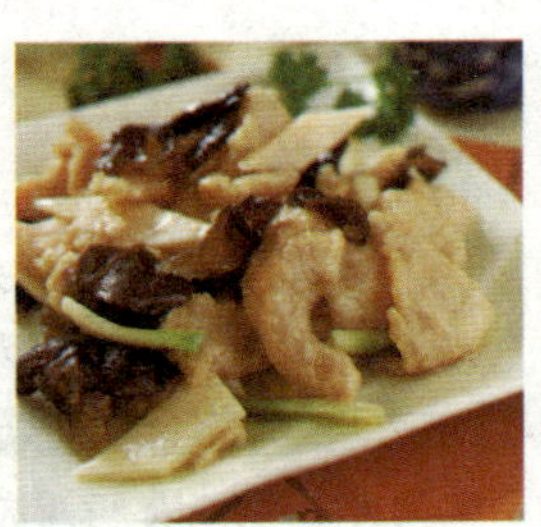

【材料】竹笋2根、猪里脊肉250克、水发黑木耳100克。

【调料】葱段、盐、酱油、白糖、植物油、香油各适量。

做法

1. 竹笋洗净沥干，切菱形块；猪里脊肉、黑木耳分别洗净，切片。
2. 锅烧热，倒入少许植物油烧热，放入葱段、肉片爆香，略炒片刻后，将竹笋、黑木耳下锅翻炒2～3分钟，再加入盐、酱油、白糖继续翻炒入味，最后加入适量水煮至沸腾，转小火熬煮至汤汁收干，淋入香油即可。

牛肉

【传统功效】补中益气、滋养脾胃、强筋健骨
【营养成分】蛋白质、脂肪、胆固醇、B族维生素、烟酸、铁、锌等

牛肉味道鲜美，是高蛋白质、低脂肪的优质肉类，享有“肉中骄子”的美称，是国人的第二大肉类食品。古代有“牛肉补气，功同黄芪”之说。

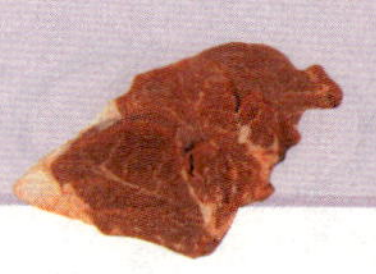

推荐搭配

①牛肉与土豆同食可健脾养胃。

②牛肉与黄芪配伍熬汤，用于气虚无力者。

食疗功效

牛肉可提高机体免疫力，促进组织损伤修复；对上班族、青少年及体虚之人十分有益；可预防缺铁性贫血。

食用人群备忘录

✓适宜人群：中气下陷、乏力泄泻者，气血亏虚、面黄目眩者，手术后伤口需要愈合的患者，繁重体力劳动者，运动员

✗不宜多食：湿疹、疮毒等皮肤病患者，肝病、肾病患者，高脂血症患者

推荐菜谱

西湖牛肉羹

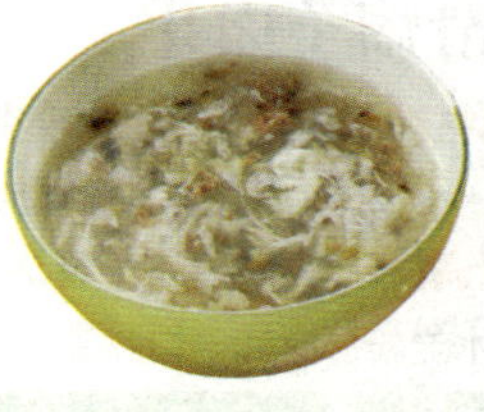

【材料】牛瘦肉末150克、水发香菇100克、鸡蛋1个（取蛋清）。

【调料】盐、味精、料酒、胡椒粉、香油、高汤、姜末、水淀粉各适量。

做法

1. 牛肉末用盐、料酒、味精、水淀粉腌渍8分钟；香菇洗净，切碎。
2. 锅内倒入高汤煮沸，将牛肉丁倒入并焯至熟透捞出；再将香菇丁倒入沸腾的清汤中，焯熟捞出；将盐、味精、料酒、胡椒粉、姜末倒入锅中，再将牛肉丁及香菇丁也倒入锅中煮沸，用水淀粉勾薄芡。
3. 将打散的鸡蛋清徐徐倒入锅中搅散，淋入香油即可。

羊肉

【传统功效】补肾壮阳、益气血、祛风寒
【营养成分】蛋白质、脂肪、B族维生素、磷、钾、钠、烟酸等

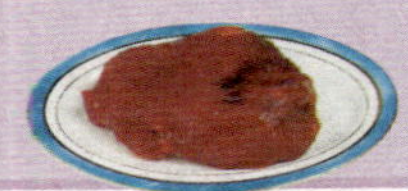

羊肉是冬季进补的佳品，其肉质细嫩，味道鲜美，古代医学认为“人参补气，羊肉善补形”。冬季进食羊肉，有进补和御寒双重功效。

推荐搭配

①羊肉与海参配伍炖汤，用于虚劳体弱、阳痿者。
②羊肉与豆腐配伍食用，可以制约羊肉的温热之性。

食疗功效

羊肉可促进人体血液循环，防御寒冷；促进消化；对体虚的人十分有帮助。

食用人群备忘录

✓适宜人群：慢性肺病、贫血、气血两虚者，肾阳不足、产后气虚、血亏、乳少者
✗不宜多食：发热、牙痛、口舌生疮等上火者，肝病、急性肠炎等感染性疾病者，高血压患者，平素阳气偏旺，肝火上炎者

推荐菜谱

滑熘羊肉片

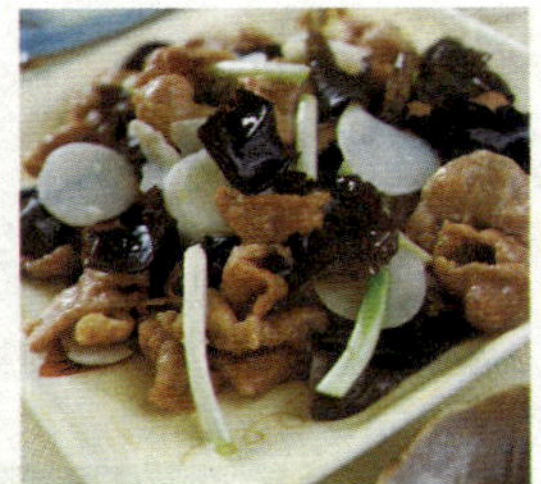

【材料】羊里脊肉片200克、荸荠片50克、水发黑木耳20克、青蒜段20克。
【调料】葱段、姜片、酱油、料酒、白糖、醋、水淀粉、香油、植物油各适量。

做法

1. 肉片放入碗内，加入少许酱油、料酒，抓匀入味，再加水淀粉抓成糊状；取小碗，将酱油、白糖、醋、香油调成味汁待用。
2. 锅烧热，倒植物油烧至六成热，将肉片入锅中滑炒后盛出备用。
3. 锅留底油，放入葱段、姜片略炒，放入荸荠片、黑木耳、青蒜煸炒，将味汁倒入锅中搅匀，见沸即放肉片，翻炒均匀淋入香油即可。

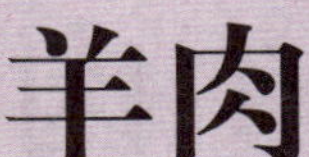

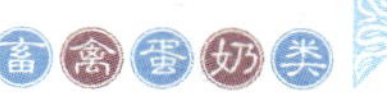

兔肉

【别名】菜兔肉、野兔肉
【传统功效】滋阴凉血、益气、解毒去热
【营养成分】蛋白质、脂肪、烟酸、钾、钙、钠等

兔肉营养全面，蛋白质比一般鱼类都高，而胆固醇含量低，有"荤中之素"的美称。兔肉与其他肉类同食，会溶入其他食物的滋味，有"百味肉"的说法。

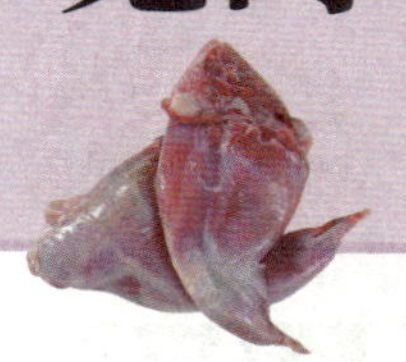

推荐搭配

①兔肉与山药、天花粉配伍，用于消渴口干者。
②兔肉与红枣配伍炖食，用于体质虚弱或久病体虚者。

食疗功效

兔肉富含卵磷脂，可健脑益智；保护皮肤细胞活性，维护皮肤弹性，改善皮肤粗糙；可保护血管壁，防止血栓的形成，适宜高血压患者食用。

食用人群备忘录

✓适宜人群：体质虚弱者，心血管疾病、糖尿病患者，大便出血者，生长发育期的青少年儿童，美容减肥者
✗不宜多食：阳虚四肢畏冷者，脾胃虚寒、腹痛泄泻者

推荐菜谱

红烧兔肉

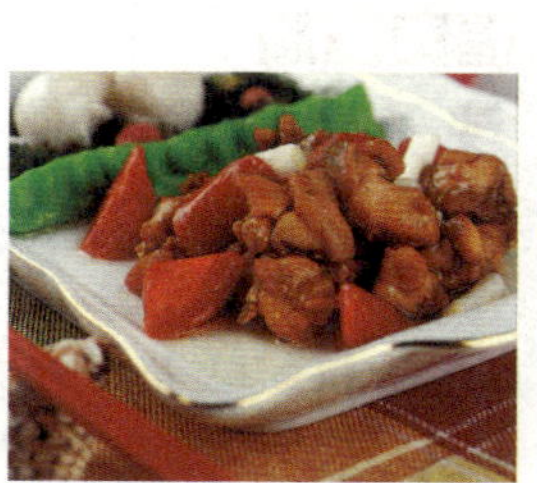

【材料】兔肉400克、红椒50克。
【调料】植物油、姜丝、葱段、盐、白糖、酱油、料酒、水淀粉各适量。

做法

1. 兔肉洗净，切成小块，用少量酱油、白糖、料酒、水淀粉拌匀，腌渍15分钟左右；红椒洗净，去蒂及子，切成块。
2. 锅中倒入适量植物油烧热，将兔肉倒入，炸至金黄色捞出，控油。
3. 将兔肉放入锅中，加红椒块、盐、酱油、适量水，大火煮沸，改中火烧约5分钟，加葱段、姜丝再烧片刻，出锅即可。

鸡肉

【别名】家鸡肉
【传统功效】温中益气、补精填髓
【营养成分】蛋白质、脂肪、胆固醇、钙、钠、铁、磷、B族维生素、烟酸、维生素E等

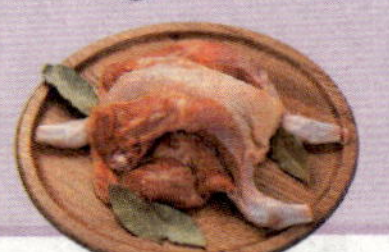

鸡肉的肉质细嫩，味道鲜美，民间有“济世良药”的美称，冬季多喝一些鸡汤进行滋补，可以有效抵御寒冷，滋补养身，提高免疫力。

推荐搭配

①老母鸡配伍通草煨汤，用于产妇缺奶者。

②鸡肉配伍山药煨食，用于妇女体弱带下清稀、频多者。

食疗功效

鸡肉中含有对人体生长发育十分重要的磷脂类，且容易被人体吸收；能滋养肌肤，缓解疲劳，其所含胶原蛋白可以强化血管。

食用人群备忘录

✓适宜人群：营养不良、畏寒怕冷、疲倦乏力者，妇女体虚水肿、月经不调、白带清稀者，病后、术后调养者

✗不宜多食：痛风患者、动脉粥样硬化、冠心病、高脂血症者，胆囊炎患者

推荐菜谱

辣子鸡丁

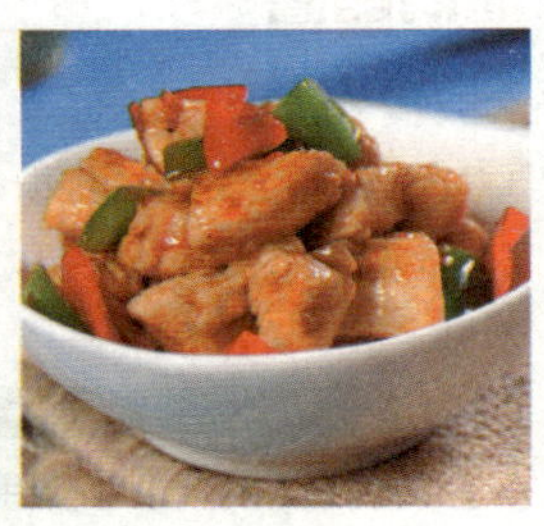

【材料】鸡脯肉200克，红椒、青椒各20克，鸡蛋1个（取蛋清）。

【调料】植物油、花椒、葱末、姜末、酱油、料酒、盐、水淀粉各适量。

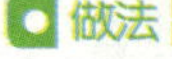

做法

1. 鸡脯肉洗净切丁，用鸡蛋清、盐、水淀粉上浆；红椒、青椒洗净切丁；花椒用热油炸香，作成花椒油。

2. 炒锅内放油烧热，放鸡丁滑熟，入葱末、姜末、红椒、青椒、酱油、料酒、盐，用水淀粉勾芡，淋花椒油即成。

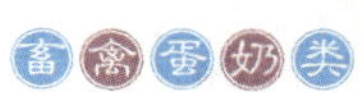

鸭肉

【别名】鹜肉、白鸭肉
【传统功效】养胃滋阴、清虚热、利水消肿
【营养成分】蛋白质、脂肪、B族维生素、烟酸、钾、磷、钠等

鸭肉中的蛋白质含量16%～25%，比畜肉蛋白质含量高得多。鸭肉含有较高的不饱和脂肪酸，可降低胆固醇。鸭肉中含氮浸出物比畜肉多，所以味美。

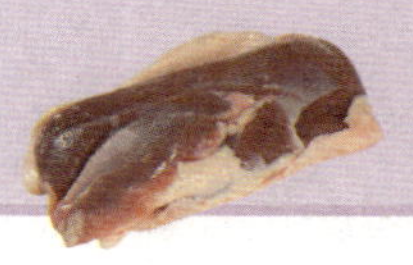

推荐搭配

鸭肉可补阴并清热止咳，但是脂肪含量很高；山药的补阴之力更强，与鸭肉同食，可消除油腻，降低血液中的胆固醇，补肺效果更佳。

食疗功效

鸭肉适宜夏秋食用；对血晕头痛、阴虚失眠、肺热咳嗽、小便不利、低热等症有很好疗效；含较多B族维生素和维生素E，可抗脚气病和多种炎症。

食用人群备忘录

✓适宜人群：阴虚体弱之人和阴虚火旺者，如咳嗽痰少、咽喉干燥者，阴虚阳亢之头晕头痛、水肿、小便不利者，体内有热、上火者、大便干燥者

✗不宜多食：脾胃虚寒、大便稀薄、胃部冷痛及妇女寒性痛经者，感冒未清、发热咳嗽者，慢性支气管炎、咳痰清稀、虚寒咳嗽者

推荐菜谱

海带丝炖老鸭

【材料】鸭子1只、水发海带200克。

【调料】料酒、盐、枸杞子、味精、葱末、姜片、花椒、胡椒粉各适量。

做法

1. 鸭子洗净剁小块；发好的海带洗净，切丝备用。
2. 锅内放水，再放入鸭肉，煮沸后撇去浮沫。
3. 加入料酒、葱末、姜片、花椒、胡椒粉、枸杞子、海带丝，煮沸后改用中火煮至鸭肉熟烂，加入盐、味精调味即可。

鸡蛋

【别名】鸡子、鸡卵
【传统功效】滋阴润燥、养血安胎
【营养成分】蛋白质、卵磷脂、维生素 A、B 族维生素、铁、磷等

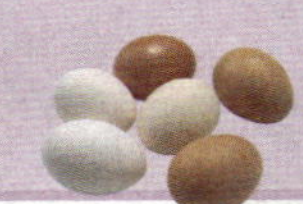

鸡蛋中的蛋白质占 10% ~ 15%，其中 4% 在蛋黄中，这些蛋白质是天然食品中最优秀的蛋白质，且极易被人体吸收。

推荐搭配

①鸡蛋配伍大豆或蔬菜，可提高大豆蛋白的功效，蔬菜中的维生素 C 可弥补鸡蛋的不足。

②鸡蛋与阿胶配伍，用于病后体虚、目昏眩晕、产后乳汁不足者。

食疗功效

鸡蛋含有人体必需的全部营养物质，还含有丰富的 DHA、卵磷脂、维生素等，能够促进人体生长发育，益智健脑，提高记忆力，十分适合婴儿食用。

食用人群备忘录

✓适宜人群：婴幼儿及生长发育期的青少年，孕产妇胎动不安者，体质虚弱、气血不足者及病人

✗不宜多食：肝炎、肾炎、胆囊炎、结石患者，皮肤生疮化脓者，高脂血症、动脉硬化、冠心病、脑中风患者

推荐菜谱

西葫芦炒鸡蛋

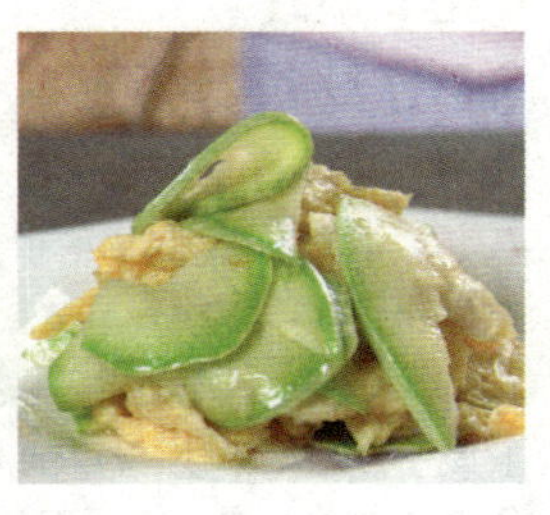

【材料】西葫芦 200 克、鸡蛋 2 个。

【调料】盐、葱花、植物油各适量。

做法

1. 鸡蛋打散，加盐搅匀成蛋液；炒锅内倒油烧热，将蛋液放入锅内炒熟备用。
2. 西葫芦洗净后，从中间切开，去瓤，切片。
3. 锅中倒入植物油烧热，放入葱花炒香，下西葫芦片翻炒，加盐调味，西葫芦片炒熟时，加入鸡蛋翻炒均匀出锅即可。

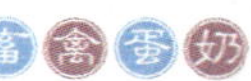

鸭蛋

【别名】鸭卵
【传统功效】滋阴清肺
【营养成分】蛋白质、脂肪、卵磷脂、钙、钠、钾等

鸭蛋中各种矿物质的总量超过鸡蛋很多，特别是身体中需要的铁和钙在鸭蛋中更是含量丰富。鸭蛋含有较多的维生素 B_2，是补充 B 族维生素的理想食品。

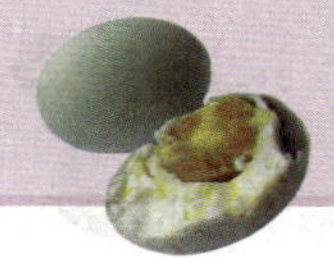

推荐搭配

鸭蛋配伍马兰头煮食，对鼻出血和头涨头痛者有益。

营养师在线

鸡蛋的胆固醇含量高，每天食用最多不宜超过 2 个，老年人以每天 1 个为宜，若有血脂异常或肝炎的病人，最好不吃蛋黄，可多吃蛋清。

食用人群备忘录

✓适宜人群：肺热咳嗽、咽喉疼痛者
✗不宜多食：性凉、脾阳不足、寒湿下痢、食后气滞腹胀者，疮疥瘙痒者、高脂血症、动脉粥样硬化、脂肪肝、肥胖症者

推荐菜谱

鸭蛋黄炒南瓜

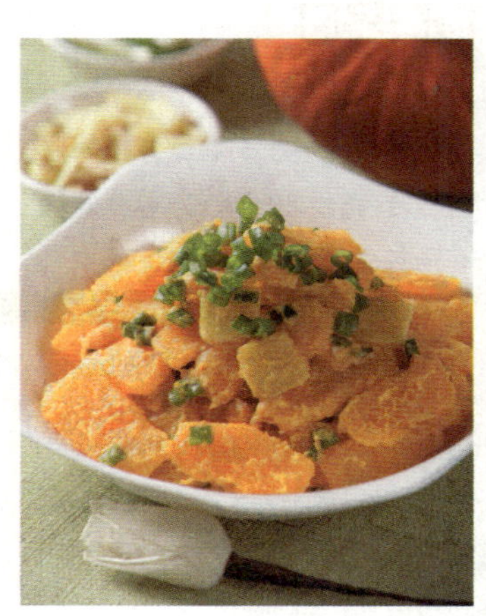

【材料】南瓜 300 克、咸鸭蛋黄 1 个。

【调料】植物油、葱花、姜片、盐、料酒、鸡精、香油各适量。

做法

1. 南瓜洗净，去皮、瓤，切小片；咸鸭蛋用刀背碾成末。
2. 锅内倒油烧热，爆香葱花、姜片、咸鸭蛋黄末，烹入料酒，放入南瓜片、盐，翻炒均匀，待南瓜片熟透后淋入香油，加鸡精调味即可。

鹌鹑蛋

【别名】鹑鸟蛋
【传统功效】补肺健胃、益气
【营养成分】蛋白质、脂肪、B 族维生素、磷、钾、钠等

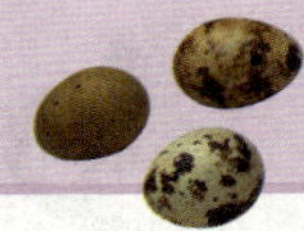

鹌鹑蛋的营养价值很高，超过其他禽蛋，其蛋黄胆固醇含量小于鸡蛋、鹅蛋等。

推荐搭配

鹌鹑蛋含有丰富的卵磷脂，易被人体吸收；牛奶富含蛋白质和钙。两者搭配，适合胃弱体虚者食用。

食疗功效

鹌鹑蛋所含的丰富的卵磷脂和脑磷脂是高级神经活动不可缺少的营养物质，具有健脑的作用。

食用人群备忘录

✓适宜人群：体质虚弱、营养不良、气血不足及小儿、肺结核、胃气不足者
✗不宜多食：脑血管病患者

推荐菜谱

口蘑鹌鹑蛋

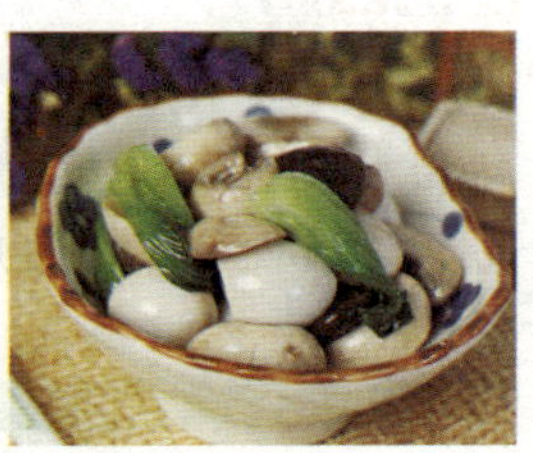

【材料】口蘑 150 克、鹌鹑蛋 10 个、青菜心 50 克。

【调料】植物油、料酒、盐、味精、水淀粉、高汤各适量。

做法

1. 口蘑洗净，对半切开；青菜心洗净，对半切开。
2. 锅中放冷水、鹌鹑蛋，用小火煮熟，捞出，将鹌鹑蛋放入冷水中浸凉，去壳备用。
3. 另起锅倒油烧热，放入鹌鹑蛋炸至金黄捞出；去余油，加高汤、口蘑、鹌鹑蛋，烹入料酒、盐，5 分钟后，放青菜心翻炒，加入味精，用水淀粉勾薄芡，翻匀即可。

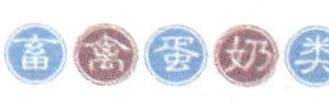

酸奶

【别名】酸牛奶、优酪乳
【传统功效】生津止渴、润肠通便、开胃补虚
【营养成分】糖类、蛋白质、脂肪、B族维生素、钾、钠、钙、磷等

酸奶是牛奶经过发酵制成的，味酸甜细滑，被专家称为“21世纪的食品”“功能独特的营养品”。

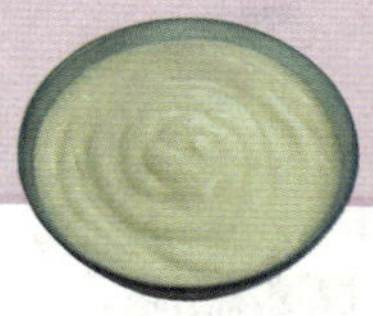

推荐搭配

酸奶宜与草莓配伍。草莓中含有丰富的维生素，与酸奶同食，可促进肠内有益微生物的生长，保护胃肠道健康，并治疗便秘。

食疗功效

酸奶可补充肠道的双歧杆菌，提高抵抗力，降低胆固醇；有效延缓衰老，美容养颜，润泽皮肤。

食用人群备忘录

✓适宜人群：身体虚弱、气血不足、肠燥便秘者，癌症患者，尤其是消化道癌症患者，皮肤干燥者，电脑操作者，嗜好烟酒者，骨质疏松者，消化能力较弱的婴儿，高胆固醇血症、动脉硬化、脂肪肝患者

✗不宜多食：胃肠道手术后、腹泻者，糖尿病患者，胃酸过多者

推荐菜谱

胡萝卜酸奶糊

【材料】胡萝卜丝50克，面粉、酸奶各100克，圆白菜丝适量。

【调料】肉汤、盐、植物油各适量。

做法

1. 圆白菜丝、胡萝卜丝放入锅中煮熟。
2. 锅内加适量植物油，将面粉略炒一下，加入肉汤和煮好的圆白菜、胡萝卜，再煮4分钟，加盐调味并凉凉；将酸奶拌入晾好的炖蔬菜中即可。

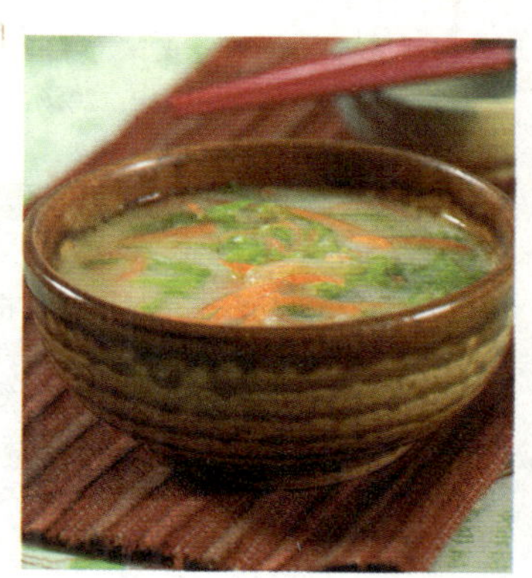

鲤鱼

【别名】拐子、鲤子
【传统功效】益气健脾、通脉下乳
【营养成分】蛋白质、脂肪、钾、钠、钙等

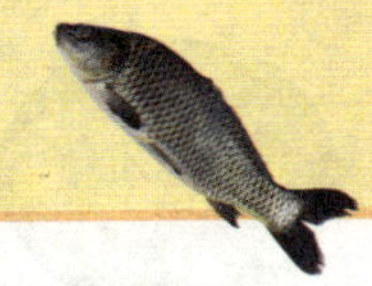

鲤鱼体态肥壮，肉质鲜嫩，因其鳞上有十字纹理，故称“鲤鱼”，是人们日常喜爱食用的鱼类产品，也是逢年过节家家必备的菜肴之一。

推荐搭配

①鲤鱼与赤小豆配伍煮食，用于脾虚水肿、黄疸、脚气及小便不利者。
②鲤鱼与木瓜配伍熬汤，用于产后乳汁不足者。

食疗功效

鲤鱼可提高食欲，缓解压力，松弛紧张情绪；保护视力。

食用人群备忘录

✓适宜人群：各种水肿、孕妇胎动不安、产后乳汁不通者，咳喘者
✗不宜多食：患有各种痼疾者，如慢性荨麻疹、红斑狼疮者

推荐菜谱

糖醋鲤鱼

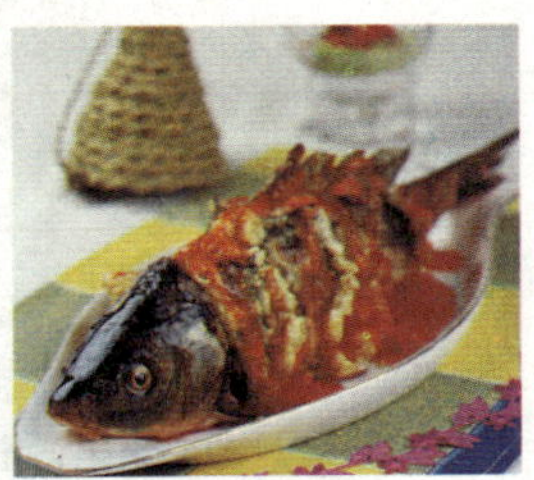

【材料】鲤鱼 1 条。
【调料】植物油、葱末、姜末、蒜末、盐、醋、酱油、白糖、料酒、胡椒粉、鸡汤、水淀粉、香油各适量。

做法

1. 鲤鱼去鳞、鳃、内脏，洗净，在鱼的两侧由鳍至尾横切 7 ～ 8 刀，先切直刀再用横刀切深，用盐、料酒将鱼肉腌渍入味，再用水淀粉挂糊。
2. 锅内倒入植物油，烧至七成热，将鱼肉炸至淡黄色，转中火炸至金黄色，捞出沥油，再下锅炸至外皮酥脆，捞出沥油。
3. 锅内留适量底油，放入葱末、姜末、蒜末煸香，放盐、醋、酱油、白糖、料酒、胡椒粉、鸡汤调味，再用水淀粉勾芡收汁，做成味汁，浇在炸好的鱼上，再淋上香油即可。

【别名】白鲩、鲩鱼、厚鱼、混子
【传统功效】暖胃、补虚
【营养成分】蛋白质、脂肪、钙、磷、钾、钠、B族维生素等

草鱼

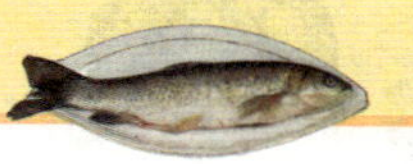

草鱼与青鱼、鳙鱼、鲢鱼并称为中国四大家鱼。草鱼肉质肥嫩鲜美，刺少，深受广大老百姓的喜爱。

推荐搭配

草鱼和油条、鸡蛋、胡椒粉一起食用，可益眼明目，适合老年人。

食疗功效

草鱼可抗衰老、美容养颜；预防肿瘤；对血液循环有利，对心血管患者有益。

营养师在线

草鱼胆有明显的降压和祛痰镇咳功效，但胆汁有毒，须慎食。

食用人群备忘录

✓适宜人群：脾胃气虚、胃寒不适者，体质虚弱、营养不良者
✗不宜多食：患有痔疮者

推荐菜谱

香辣鱼排

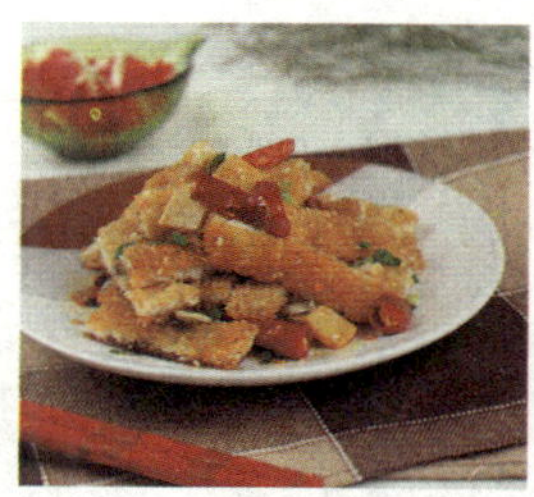

【材料】草鱼1条、鸡蛋1个（取蛋清）。
【调料】植物油、干辣椒段、花椒、辣椒粉、葱末、姜片、蒜片、面包屑、盐、料酒、葱姜汁、味精、白糖、淀粉、香油各适量。

做法

1. 草鱼去鳞、鳃、内脏、头、骨及皮，洗净，切成片，用盐、料酒、葱姜汁腌渍入味；用鸡蛋清、淀粉和辣椒粉拌成糊，挂匀鱼片，再用面包屑裹匀。
2. 锅内倒油烧至五成热，放入鱼肉炸至外酥里嫩，捞出沥油，切成条。
3. 锅内留适量余油，放入干辣椒段、花椒炝锅，再放入葱末、姜片、蒜片煸香，倒入鱼肉翻炒，烹入料酒，放盐、白糖炒至入味，淋上香油，加味精调味即可。

鲫鱼

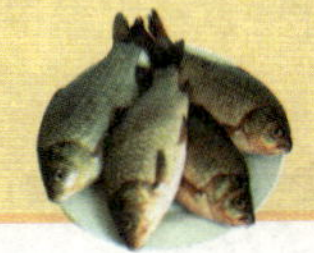

【别名】鲋鱼、鲫瓜子、喜头

【传统功效】健脾利湿、和中开胃、活血通络

【营养成分】脂肪、蛋白质、B 族维生素、烟酸、维生素 E、钙、磷、钾、钠等

鲫鱼吃起来鲜嫩而不肥腻，味道可口，营养丰富，自古以来有“鲫鱼脑壳四两参”的说法，是产妇的促乳佳品。

推荐搭配

①鲫鱼与豆腐配伍炖食，用于小儿麻疹者。

②鲫鱼与王不留行搭配同煮，用于产后乳汁不足。

食疗功效

鲫鱼可降低血脂，促进血液循环；可补充营养，增强抗病能力；对病后、手术后体虚者十分有益。

食用人群备忘录

✓适宜人群：各种水肿之人，如肾炎水肿、肝硬化水肿、营养不良性水肿，孕妇产后缺乳者，体质虚弱、气血不足者，小儿麻疹初期及疹发不畅者

✗不宜多食：鲫鱼补虚，诸无所忌，但感冒发热期间不宜食用

推荐菜谱

尖椒炒鲫鱼

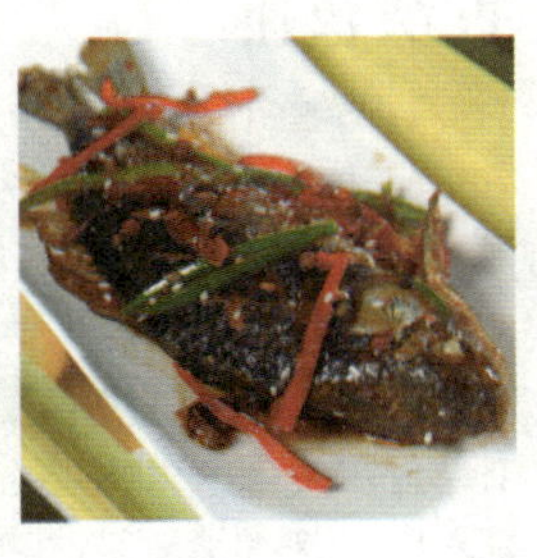

【材料】净鲫鱼 600 克，芝麻 10 克，青椒、红椒各 20 克。

【调料】植物油、辣椒酱、花椒、盐、料酒、味精、葱花、姜片、蒜片各适量。

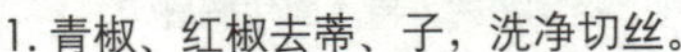

做法

1. 青椒、红椒去蒂、子，洗净切丝。
2. 锅内放油烧热，将鲫鱼炸至酥脆，捞出沥油；底油内放入青椒、红椒、姜片、蒜片、辣椒酱、花椒炒香，放入鲫鱼略炒，加入料酒、盐、味精、葱花、芝麻即可。

带鱼

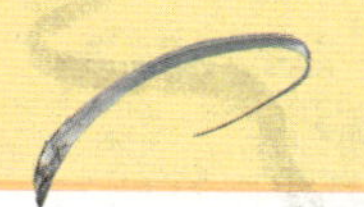

【别名】鲔鞭鱼、海刀鱼、裙带鱼、白带鱼
【传统功效】暖胃补气、泽肤养血、舒筋活血
【营养成分】蛋白质、脂肪、胆固醇、B族维生素、维生素E、钙、磷、钾、钠等

带鱼是一种咸水鱼，因其身体扁长，形如带子，故得名。带鱼肉厚刺少，营养丰富，优质蛋白含量高于大黄鱼和鲥鱼。

推荐搭配

带鱼与木瓜配伍，煎汤服食，用于产后乳汁不足。

食疗功效

带鱼含卵磷脂，可增强记忆力，延缓脑细胞的死亡，提高智力；含不饱和脂肪酸，可增强皮肤表皮细胞活力，使皮肤细腻光泽，头发变黑。

食用人群备忘录

✓适宜人群：久病体虚、血虚头晕、气短乏力、食少羸弱、营养不良者，急慢性肝炎患者，毛发脱落者

✗不宜多食：患有疥疮、湿疹、荨麻疹等皮肤病者，癌症、哮喘、红斑狼疮等痼疾患者，痛风及高尿酸血症者，体胖有痰火者

推荐菜谱

纸包带鱼

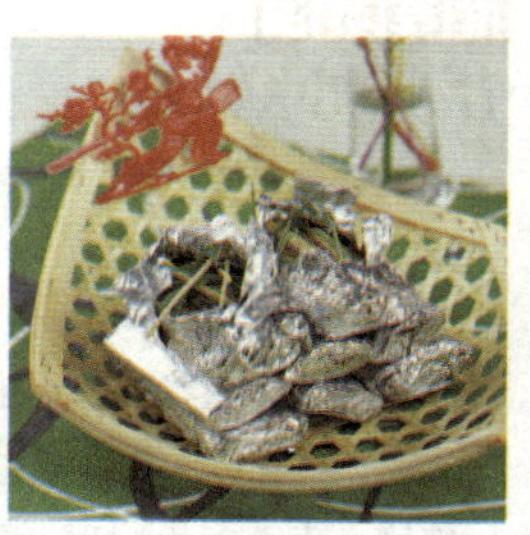

【材料】带鱼500克、锡纸（15cm×12cm）数张。

【调料】植物油、盐、味精、胡椒粉、白糖、葱丝、姜丝、料酒各适量。

做法

1. 带鱼处理净，切成约8厘米的长段，在两面分别划几刀，加盐、味精、胡椒粉、料酒、白糖腌30分钟左右。
2. 锅内倒油，烧至七成热，将带鱼炸成枣红色，捞出沥油。
3. 将炸好的带鱼、葱丝和姜丝用锡纸包好，放入蒸笼蒸10分钟即可。

鳝鱼

【别名】黄鳝、长鱼、海蛇

【传统功效】补中益气、温补脾胃、强筋骨、祛风湿

【营养成分】蛋白质、脂肪、钙、磷、铁、维生素A、B族维生素、烟酸等

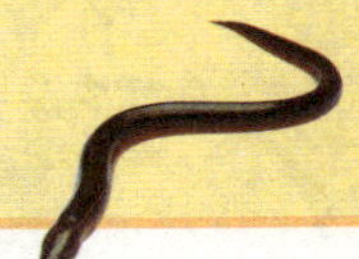

鳝鱼因肤色发黄，故有“黄鳝”之称。鳝鱼味鲜肉美，刺少肉厚，食之增力。中国喜食小暑前后一个月的鳝鱼，有“小暑黄鳝赛人参”之说。

推荐搭配

①鳝鱼和莲藕的黏液都由蛋白质组成，两者搭配食用能保持酸碱平衡。

②黄鳝与小米同煮为粥，空腹食用，适用于气虚所致的子宫脱垂。

食疗功效

鳝鱼富含微量元素及维生素A，使新陈代谢活跃，性欲旺盛，多食能“生精壮阳”；且含有“鳝鱼素”，有类胰岛素样作用，可调节血糖。

食用人群备忘录

✓适宜人群：身体虚弱、气血不足、营养不良者，内痔出血者、面神经麻痹、中耳炎患者，风湿痹痛、四肢酸痛无力者，糖尿病患者

✗不宜多食：皮肤瘙痒者，有痼疾宿病者，如支气管哮喘等，热证或热证初愈者

推荐菜谱

芹菜炒鳝丝

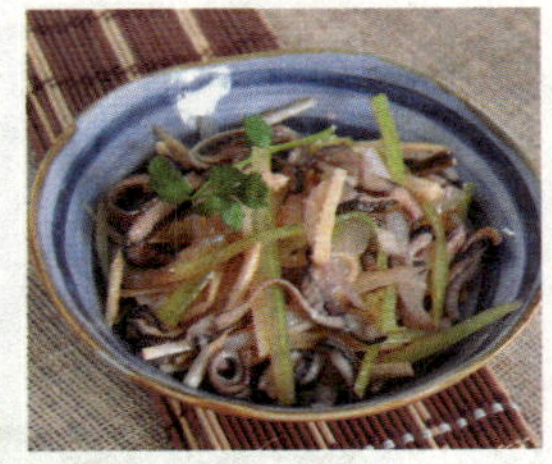

【材料】鳝鱼250克，芹菜、洋葱、水发玉兰片各15克。

【调料】酱油、黄酒、白糖、味精、水淀粉、香菜、高汤、植物油、胡椒粉、盐各适量。

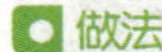

做法

1. 将鳝鱼宰杀去骨，切成细丝；芹菜、洋葱、水发玉兰片洗净，切成长细丝。
2. 将植物油倒入炒锅中，在大火上烧热，放入鳝鱼丝，煸炒半分钟，即放入芹菜丝、洋葱丝和玉兰片丝，炒约10分钟。
3. 放入酱油、黄酒、白糖、味精、盐、胡椒粉、高汤、水淀粉，再连续翻炒几下，盛出，用香菜点缀即可。

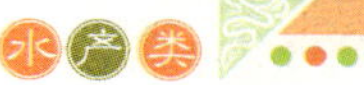

武昌鱼

【别名】鲇鱼、胡子鲢、鲶胡子
【传统功效】滋阴养血、补中开胃、催乳利尿
【营养成分】蛋白质、脂肪、B族维生素、钾、钠等

武昌鱼头小颈短，身扁体宽，本地人称之为“缩颈仙人”，放在盘子里几如满月，肉质细腻、肥嫩味鲜。

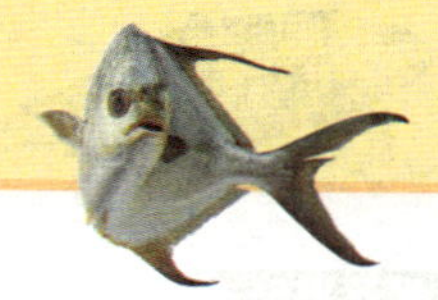

食疗功效

武昌鱼具有补虚、益脾、养血、祛风、健胃之功效，可预防贫血、高血压和动脉硬化等疾病。

食用人群备忘录

✓适宜人群：贫血症、高血压、动脉硬化患者
✗不宜多食：慢性痢疾患者

推荐菜谱

清蒸武昌鱼

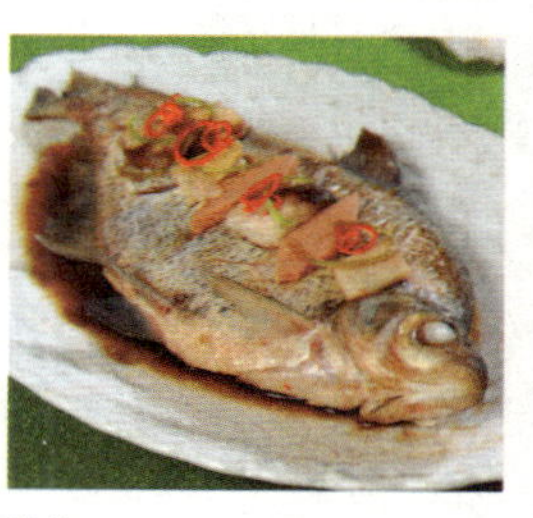

【材料】武昌鱼1条，鲜香菇、冬笋、火腿各50克。

【调料】盐、味精、葱、姜、胡椒粉、鸡汤、料酒、熟鸡油、酱油、醋、植物油各适量。

做法

1. 将武昌鱼处理干净，在鱼身两面用刀划出兰草花刀。
2. 锅置大火上，加入清水烧沸，将武昌鱼下沸水锅中烫一下，立即捞出入清水盆内，洗净沥干，用盐、料酒、味精抹在鱼身上腌渍入味。
3. 香菇、冬笋、火腿均洗净切成片；葱洗净切段；姜洗净，分别切片和丝。
4. 将香菇片、冬笋片、火腿片均放入汤锅内稍烫捞出，间隔摆放在鱼身上，成白、褐、红相间的花边。
5. 将葱段、姜片也放在鱼身上，淋上适量鸡汤、植物油；将加工好的整鱼连盘入笼，用大火蒸，蒸至鱼眼凸出、肉质松软时取出，拣去姜片、葱段，淋上熟鸡油，撒上胡椒粉，连同调好的酱油、醋、姜丝的小味碟上桌即成。

黄花鱼

【别名】黄鱼、石首鱼
【传统功效】健脾开胃、益气填精
【营养成分】蛋白质、脂肪、胆固醇、维生素 E、钙、磷、钾、钠等

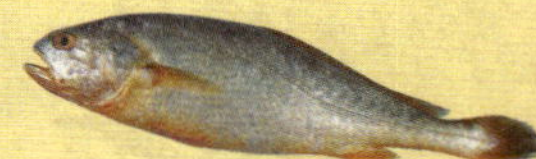

因其鱼头中有两颗坚硬的石头，故名为鱼脑石，又名石首鱼。黄花鱼鳞色金黄，肉味鲜美，有大黄鱼和小黄鱼两种。

推荐搭配

黄花鱼鱼鳔（中医称之鱼胶）与黄花菜、老姜配伍煮食，用于体质虚弱、出血、失眠头晕者。

食疗功效

黄花鱼含有丰富的蛋白质、微量元素和维生素，对人体有很好的补益作用；含硒量较高，能清除人体代谢产生的自由基，延缓衰老，并对各种癌症有防治功效；对于久病、产后及一切气虚、血少、精亏者，都有一定益处。

食用人群备忘录

✓适宜人群：吐血、崩漏、外伤出血者，腰膝酸软、遗精、滑精者，乳腺癌早期者，体弱妇女，术后病人，久病体虚、面黄羸瘦、食欲不振者

✗不宜多食：哮喘患者，过敏体质者，荨麻疹患者，痰热素盛、易生疮疥者

推荐菜谱

麻辣酥鱼

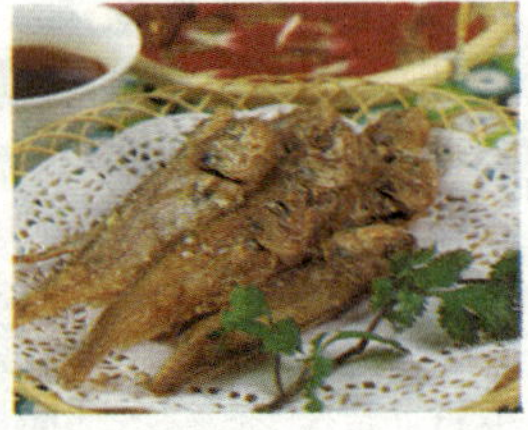

【材料】小黄花鱼 500 克。

【调料】植物油、盐、料酒、葱姜汁、味精、白糖、花椒粉、红油辣椒、芝麻、香油各适量。

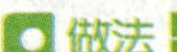

做法

1. 鱼去鳞、鳃、内脏，洗净，在鱼身两侧各片几刀，用盐、料酒、葱姜汁腌渍入味。
2. 盐、味精、白糖、花椒粉、红油辣椒、芝麻、香油调制成味汁。
3. 锅内倒油，烧至六成热，放入鱼炸至酥脆，捞出沥油，浇上味汁即可。

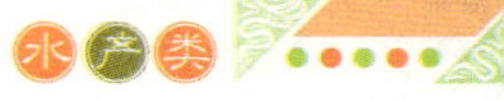

乌贼

【别名】墨鱼、墨斗鱼、乌鱼
【传统功效】养血滋补、收敛止血、益胃调经
【营养成分】蛋白质、脂肪、维生素 E、钾、钙、镁、铁等

乌贼是海产软体动物，肉中无刺，体内有墨囊，遇敌能释放出墨汁而逃跑，味道鲜美，雌体尤佳。中医将乌贼称为血分药，是治疗妇科疾病常用的食材。

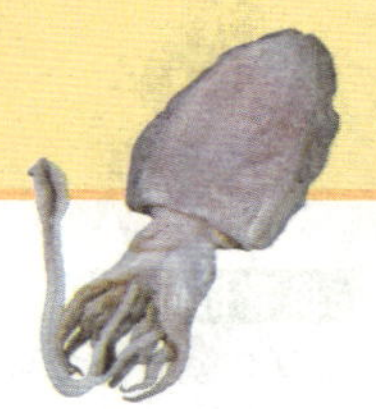

推荐搭配

乌贼配伍桃仁，用于女子闭经。

食疗功效

乌贼可降血脂、血压，预防动脉硬化；含有多肽，抗病毒，抗辐射；富含维生素 E，可抗衰老，能够提高免疫力；防治骨质疏松。

食用人群备忘录

✓适宜人群：阴虚体质者，贫血、妇女血虚闭经、带下、崩漏者，体倦乏力、食欲不振者，泛酸、呕血、水肿、湿痹、脚气者

✗不宜多食：糖尿病及高血压患者，哮喘、皮肤瘙痒者，消化力弱的老人和幼儿

推荐菜谱

时蔬墨鱼

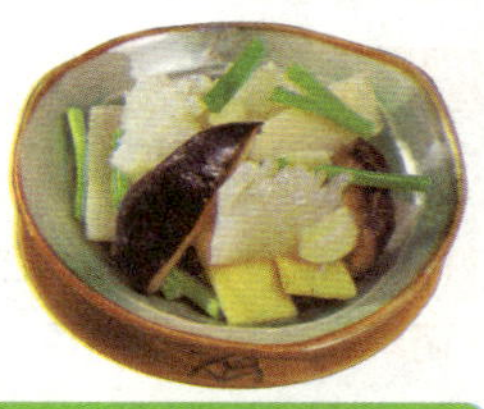

【材料】乌贼 1 只，韭菜段 100 克，冬菇片、笋片少许。

【调料】葱段、姜片、盐、香油、植物油各适量。

做法

1. 乌贼去头和触须，撕去紫膜，去其底部，划十字刀纹，纵切开，再横切片。
2. 锅内倒适量水烧沸，下部分姜片、葱段煮至出味，放入乌贼，焯烫至微卷，捞出，沥干。
3. 烧热油，大火炒匀姜片、笋片、冬菇片，放乌贼卷迅速炒匀，下韭菜炒后加盐调味，淋入香油即可。

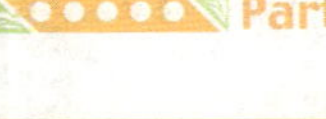

鱿鱼

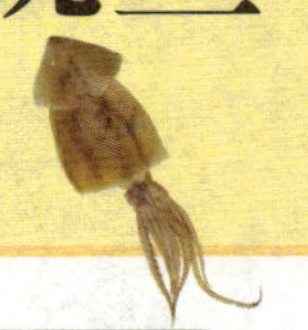

【别名】柔鱼、枪乌贼

【传统功效】滋阴养胃、补虚润肤、排毒

【营养成分】蛋白质、钙、磷、铁、硒、维生素 B_{12}、维生素 E 等

鱿鱼的营养价值很高，同乌贼、章鱼等软体腕足类海产品在营养功用方面基本相同，都是富含蛋白质、钙、磷、铁及硒、锰等微量元素的优良海产品。

推荐搭配

木耳与鱿鱼同食可使皮肤嫩滑且有血色。

食疗功效

鱿鱼可解毒排毒；调节血压；保护神经；活化细胞，抗衰老；预防老年痴呆症；促进骨骼发育和造血功能，预防贫血；改善肝脏功能；缓解疲劳，恢复视力。

食用人群备忘录

✓适宜人群：缺铁性贫血者

✗不宜多食：高脂血症、动脉硬化、冠心病等患者，肝病患者，有痼疾，如湿疹、荨麻疹者

推荐菜谱

香炒鱿鱼卷

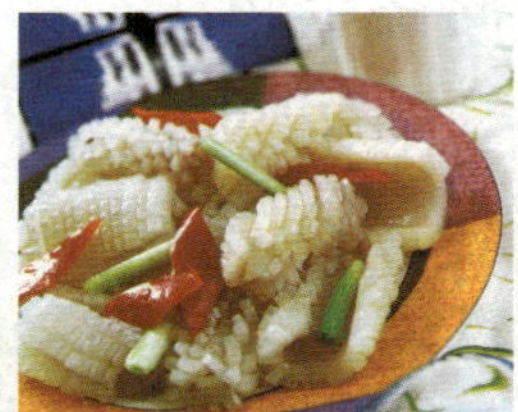

【材料】鱿鱼 400 克、红辣椒 3 个。

【调料】植物油、葱段、大蒜、盐、白糖、醋各适量。

做法

1. 鱿鱼处理干净后洗净，分别在内面划交叉刀纹，再切块，放入沸水中焯烫，捞出。
2. 红辣椒去蒂、子，洗净，切斜片；大蒜去皮洗净，用刀背压碎。
3. 锅内倒入适量油烧热，爆香葱段、蒜末及红辣椒，放入鱿鱼快速翻炒，加入盐、白糖、醋，炒匀即可。

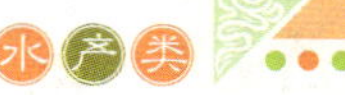

鲇鱼

【别名】鲶鱼、胡子鲢、鲶胡子
【传统功效】滋阴养血、补中开胃、催乳利尿
【营养成分】蛋白质、脂肪、B 族维生素、钾、钠等

鲇鱼含有丰富的营养，而且肉质细嫩，美味浓郁，刺少开胃，易消化，特别适合老人、儿童和产后妇女食用。

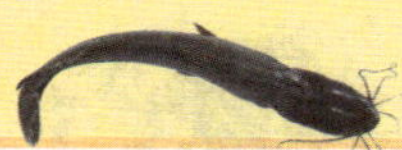

推荐搭配

①鲇鱼配伍鸡蛋做汤食，用于产妇缺奶者。

②鲇鱼配伍香菜炖服，用于水肿、水肿者。

食疗功效

鲇鱼是催乳的佳品，是妇女产后滋补的必选食物；可强筋壮骨，延年益寿。

食用人群备忘录

✓适宜人群：体质虚弱、气血不足、少气乏力者，水肿者，产妇乳汁不足者

✗不宜多食：肿瘤、痔疮患者等

推荐菜谱

蒜烧鲇鱼

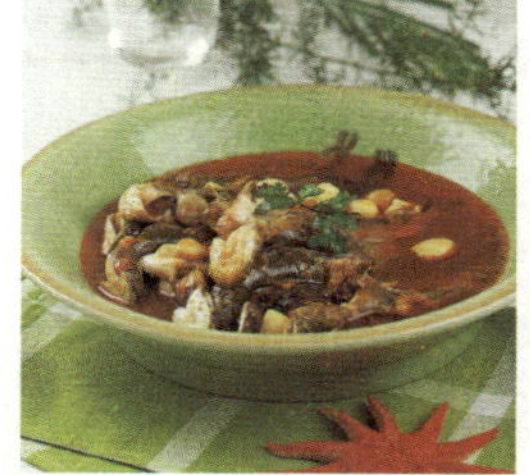

【材料】鲇鱼 1 条、大蒜 100 克。

【调料】植物油、酱油、葱段、姜片、盐、料酒、味精、醋、白糖、郫县豆瓣酱、高汤、水淀粉各适量。

做法

1. 鲇鱼去鳃、内脏，洗净，在背上划几刀，成连着的鱼段。
2. 锅内倒入植物油烧热，放入大蒜炸至金黄色，捞出。
3. 锅内留底油，下入鲇鱼，将鱼两面煎好后，拨在锅一边。
4. 下郫县豆瓣酱翻炒，放入葱段、姜片、盐、料酒、酱油、醋、白糖、高汤和炸好的大蒜，用小火煮沸，加味精调味，用水淀粉勾芡即可。

螃蟹

【别名】螯毛蟹、青蟹
【传统功效】清热、舒筋活血、通利关节
【营养成分】蛋白质、脂肪、磷、钾、钠、镁、牛磺酸、B族维生素等

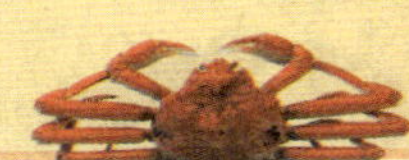

螃蟹肉嫩鲜美，营养丰富，是高蛋白质补品。一般认为药用以河蟹为好，海蟹只供食用。民间有“一盘蟹，顶桌菜”的谚语。

推荐搭配

螃蟹性寒，姜可祛寒，醋可解腥、杀菌，配伍食用，既杀菌又美味。

食疗功效

螃蟹可消除疲劳，稳定情绪；抗结核；降低胆固醇；抗癌；补充儿童身体生长所必需的各种微量元素。

食用人群备忘录

✓适宜人群：跌打损伤、筋断骨碎、瘀血肿痛者，风湿性关节炎、关节肿痛者
✗不宜多食：冠心病、高血压、动脉硬化、高脂血症等患者、月经及怀孕期间女子，脾胃虚寒、腹痛便溏者，体质过敏者

推荐菜谱

香辣蟹

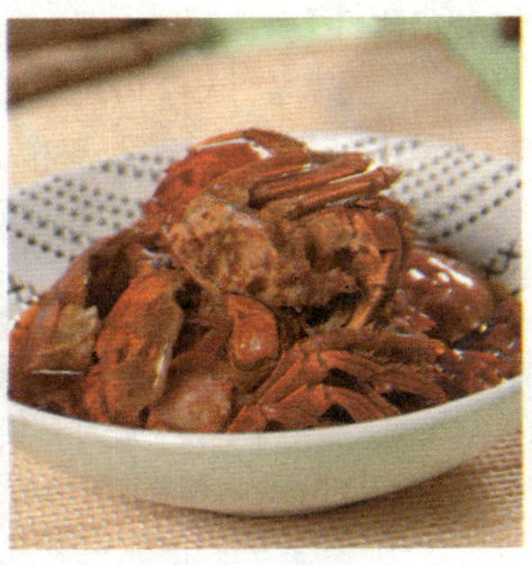

【材料】肉蟹300克。

【调料】葱段、姜片、花椒、干红辣椒、盐、白糖、白酒、料酒、醋、植物油各适量。

做法

1. 将肉蟹放入器皿中，加入适量白酒，蟹“醉”后去除鳃、胃、肠，切成块。
2. 锅内放植物油烧至三成热时，放入花椒、干红辣椒炒出麻辣香味，加入姜片、葱段、蟹块，倒入料酒、醋、白糖、盐，翻炒均匀，捞出调料，出锅即可。

蛤蜊

【别名】蛤、花蛤、文蛤、西施舌
【传统功效】滋阴明目、软坚化痰
【营养成分】蛋白质、脂肪、B 族维生素、钙、磷、钠、钾、维生素 A、硫胺素等

蛤蜊肉质鲜美，被称为“天下第一鲜”“百味之冠”。民间还流传着“吃了蛤蜊肉，百味都失灵”的说法。

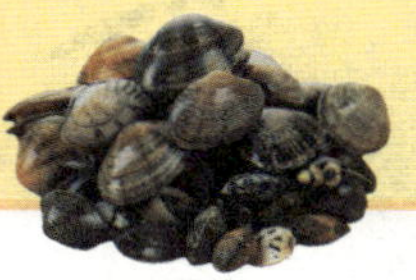

推荐搭配

蛤蜊和豆腐同食，可以治血气不足，对皮肤粗糙也有一定的疗效。

食疗功效

蛤蜊可滋阴润燥、化痰明目，对于干咳、失眠、目干等病症有调理作用，对淋巴结肿大、甲状腺肿大也有较好疗效；可降低胆固醇含量。

食用人群备忘录

✓适宜人群：甲状腺肿、支气管炎患者，糖尿病、妇女更年期综合征患者，水肿、小便不利者，痔疮患者，高脂血症、高血压、动脉硬化、冠心病患者

✗不宜多食：脾胃虚弱者、女子月经期间

推荐菜谱

风味炒蛤蜊

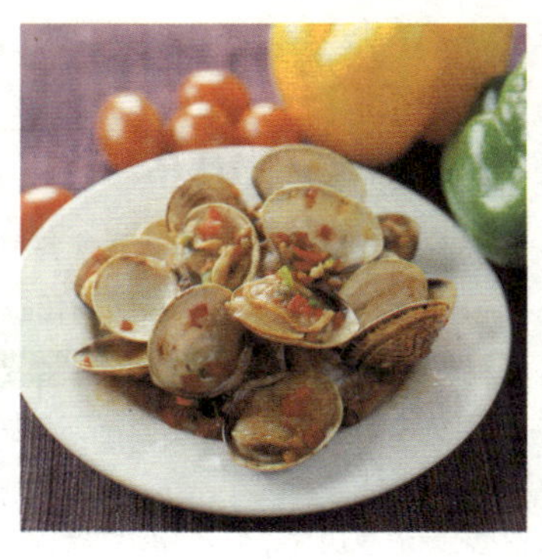

【材料】蛤蜊 500 克、红辣椒 1 个。

【调料】姜、酱油、料酒、盐、白糖、植物油各适量。

做法

1. 蛤蜊放入碗中泡水，使其吐沙；姜、红辣椒洗净，切末。
2. 锅烧至六成热，倒入植物油烧热，放入姜末和红辣椒末爆香，再放入蛤蜊，转大火翻炒至蛤蜊开口，加入料酒、酱油、白糖、盐继续翻炒至汤汁稍微收干即可。

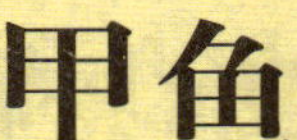

甲鱼

【别名】团鱼、鳖、王八
【传统功效】滋阴补虚、凉血软坚
【营养成分】蛋白质、脂肪、烟酸、维生素 E、钠、钙等

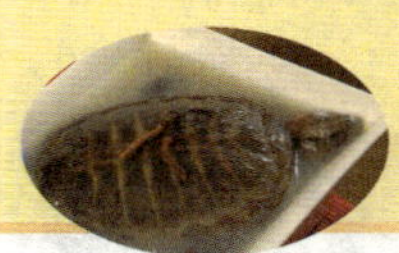

甲鱼外形像龟，是味道鲜美的滋补佳品。中国民间有“鲤鱼吃肉，甲鱼喝汤”的说法，说明甲鱼营养丰富，最适宜做汤喝。

推荐搭配

甲鱼与粳米配伍煮粥，用于阴虚痨热、脱肛、脾肿大者。

食疗功效

甲鱼可养阴清热、平肝息风、软坚散结等。它能有效预防和抑制肝癌、胃癌、急性淋巴性白血病等症。甲鱼还有较好的净血作用，常食可降低血中胆固醇含量，对高血压、冠心病患者有益。

食用人群备忘录

✓适宜人群：肝肾不足、体虚内热者，咳嗽、盗汗、低烧不退者，糖尿病及干燥综合征患者，各种癌症病人放疗、化疗及术后，脚气病患者

✗不宜多食：脾虚胃弱者、肝炎患者、失眠者、孕妇或产后虚寒者、感冒未愈者、慢性肾衰者

推荐菜谱

红枣党参炖甲鱼

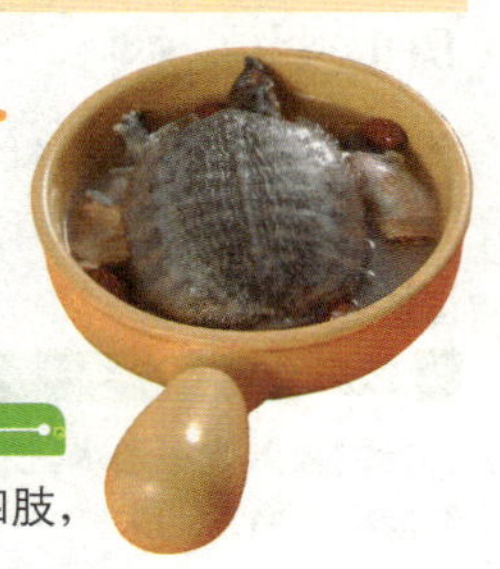

【材料】甲鱼 1 只，红枣、党参各 10 克。

【调料】料酒、盐、葱、姜、清汤各适量。

做法

1. 甲鱼宰杀洗净，用沸水煮一下，去黑衣，割开四肢，去腿油，洗净。
2. 党参洗净切片；红枣用沸水泡软；葱洗净切段；姜洗净切片。
3. 煲锅内倒入清汤，放入甲鱼、党参片、红枣、料酒、葱段、姜片，大火煮沸后改用小火煲约 2 小时至甲鱼软烂，加盐调味即可。

【别名】虾子、长须公、虎头公
【传统功效】补肾助阳、通乳
【营养成分】蛋白质、B族维生素、钙、磷、硒、钠、镁等

虾

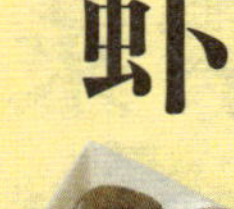

虾的肉质鲜嫩，味道鲜美，无腥无刺，且含钙量很高，是老幼皆宜的海鲜美味补品，根据来源不同，可分为海水虾和淡水虾两类。

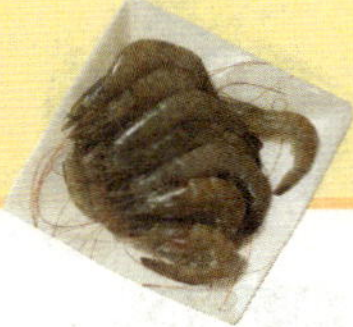

推荐搭配

①虾与韭菜配伍炒食，用于肾虚阳痿、遗精早泄、小便频数或尿失禁者。
②虾配伍猪蹄炖汤，用于产妇乳汁不足者。

食疗功效

虾可镇静，改善神经衰弱；对儿童、孕妇有补钙作用；含有微量元素硒，有效预防癌症；能补充镁元素的不足，保护心血管系统，可增强免疫力。

食用人群备忘录

✓适宜人群：肾阳不足、阳痿者，妇人产后缺乳者，小儿出麻疹、水痘者
✗不宜多食：阴虚火旺者，过敏性疾病及皮肤病患者，高脂血症、痤疮患者

推荐菜谱

两吃活虾

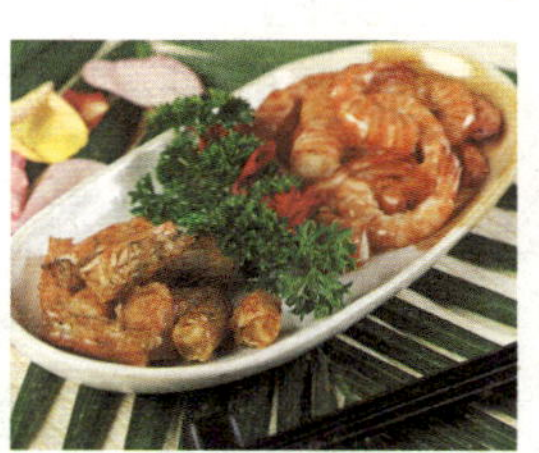

【材料】活虾500克。

【调料】植物油、料酒、盐、鸡精、葱姜汁、辣椒粉、胡椒粉各适量。

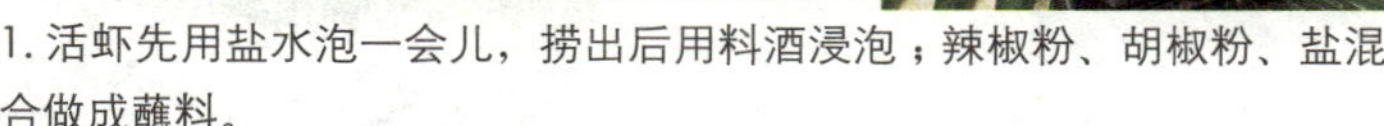

做法

1. 活虾先用盐水泡一会儿，捞出后用料酒浸泡；辣椒粉、胡椒粉、盐混合做成蘸料。
2. 锅中倒水煮沸，将虾放入沸水中烫至变色，立即捞出，剥去虾头，与虾肉分别放入两个盘内，分别加盐、鸡精腌渍入味。
3. 锅内倒油烧至七成热，将虾头炸酥，捞出摆盘子一角；锅内留底油烧热，虾肉煸一下烹入料酒、葱姜汁，烧至汁收干后撒上盐，盛出与虾头同盘即可。

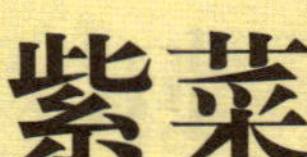

紫菜

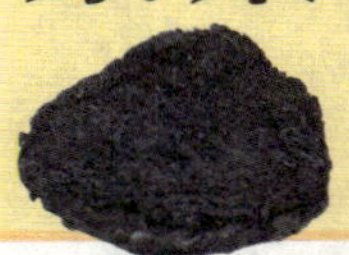

【别名】紫英、红藻、索菜、灯塔菜
【传统功效】清热利尿、化痰、软坚散结
【营养成分】蛋白质、钙、钠、镁、铁、钾、碘、维生素E、烟酸等

紫菜所含蛋白质在海藻类食物中居首位，和大豆中所含的蛋白质差不多，是等量蘑菇的9倍、大米的6倍、面粉的3倍。

推荐搭配

蛤蜊是一味清补之品，与紫菜配伍食用，适宜高脂血症患者。

食疗功效

紫菜富含碘，可治疗因缺碘而引起的甲状腺肿大；富含钙，能够促进骨骼与牙齿发育；富含胆碱，可改善记忆力衰退。

食用人群备忘录

✓适宜人群：颈项瘰疬、瘿瘤、甲状腺肿者，小便不利、水肿、脚气者，支气管扩张、咳嗽、吐黄臭痰者

✗不宜多食：脾胃虚寒、腹痛便溏者

推荐菜谱

三丝紫菜汤

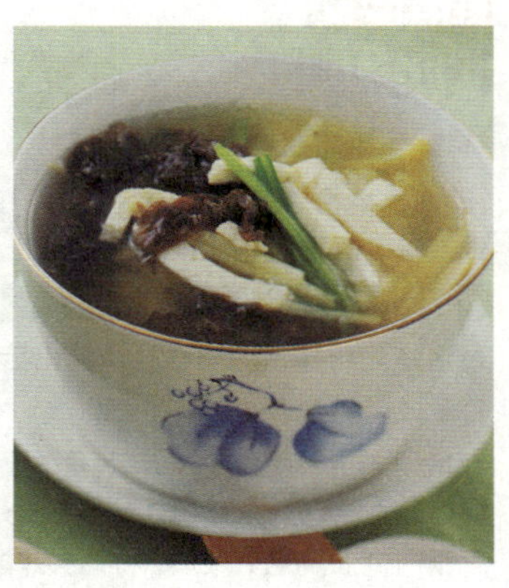

【材料】紫菜25克，豆腐、冬笋、西芹各50克。

【调料】香油、盐、胡椒粉、味精各适量。

做法

1. 豆腐切成6厘米长的丝；冬笋去皮洗净，切成丝；西芹择去叶子，洗净，切成丝，备用。
2. 锅置火上，放入适量清水、盐煮沸，放入豆腐丝、冬笋丝煮沸，转中火煮熟，放入西芹丝、净紫菜，淋上香油，撒上胡椒粉、味精，搅匀即可。

【别名】昆布、海草、裙带菜
【传统功效】化痰软坚、清热利水
【营养成分】钠、钙、镁、钾、磷、碘、硒、B 族维生素、胡萝卜素等

海带

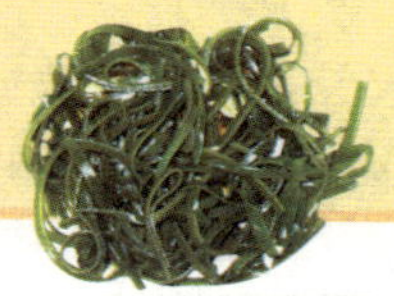

海带形状像带子，最长者可达 7 米，是一种低脂而富含碘、钙、铜等多种微量元素的海藻类食物。

推荐搭配

①排骨肉质软嫩，海带能提供大量的矿物质、微量元素，配伍食用营养最佳。
②芝麻与海带同食有美容、抗衰老的效果。

食疗功效

海带常食可使血中胆固醇含量降低，对血管硬化、冠心病、高血压有预防和辅助疗效。海带中所含的甘露醇，对治疗急性肾功能衰竭、脑水肿、急性青光眼有效。

食用人群备忘录

✓适宜人群：各种癌症患者
✗不宜多食：胃寒者、怀孕或哺乳期妇女

推荐菜谱

海带豆腐绝配汤

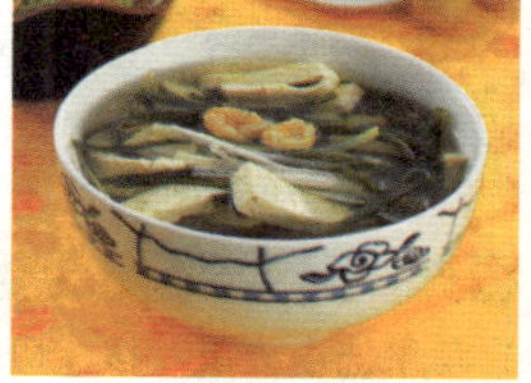

【材料】水发海带 100 克、豆腐 200 克、海米 10 克。
【调料】植物油、姜丝、葱丝、盐各适量。

做法

1. 海带洗净沥干，切成菱形片煮软过凉，切成丝；豆腐切成一寸见方、半寸厚的片，焯水过凉；海米洗净，用温水泡软备用。
2. 锅内倒油烧至六成热，放入姜丝、葱丝煸香。
3. 再往锅内放入适量清水，大火煮沸后放入海带、豆腐、海米，水沸后小火煮半小时，再加入适量的盐搅匀即可。

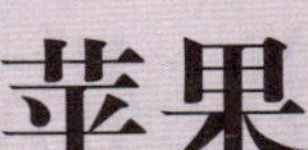

苹果

【别名】频婆、天然子、柰子
【传统功效】润肺健胃、生津止渴、消食止泻、顺气醒酒
【营养成分】糖类、维生素A、B族维生素、维生素C、苹果酸、铁、磷、钾、膳食纤维等

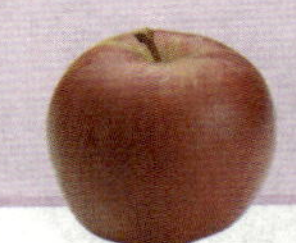

苹果色、味、香俱佳，品种繁多，颜色不一，味道酸甜可口，是老少皆宜的水果之一。在国外，苹果有“三果”之誉，即“减肥果”“青春果”“智慧果”。

推荐搭配

苹果与莲子、山药配伍煮食，用于补脾止泻。

食疗功效

苹果含有膳食纤维，可双向调节，治疗腹泻和便秘；保持血糖稳定；防癌，预防铅中毒；消除压抑；抑制黑色素产生；消除口臭。

食用人群备忘录

✓适宜人群：消化不良、气滞腹胀者，小儿消化不良、泄泻者，高血压、高脂血症、肥胖症者，癌症患者，贫血和维生素C缺乏者

✗不宜多食：虚寒者，糖尿病患者

推荐菜谱

苹果沙拉

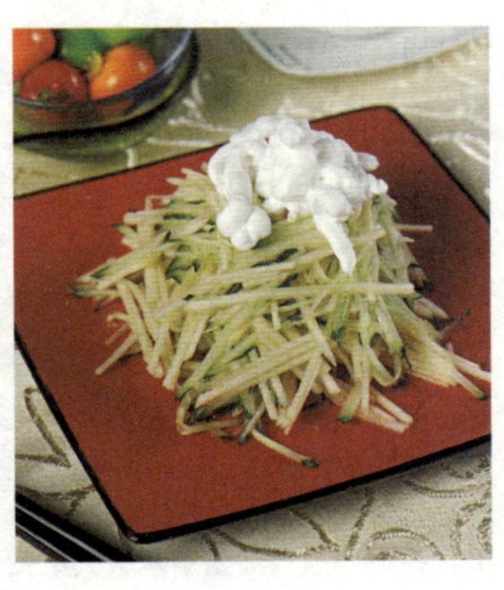

【材料】苹果2个、黄瓜1根、奶油60克。

【调料】盐、味精各适量。

做法

1. 苹果洗净去皮、核，切成细丝；黄瓜洗净，切成细丝。
2. 奶油、盐、味精放入碗内拌匀成酱料。
3. 苹果丝、黄瓜丝装入盘中，加入酱料调匀即可。

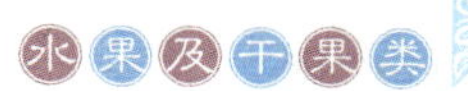

香蕉

【别名】蕉子、蕉果、甘蕉
【传统功效】润肠通便、润肺止咳、清热解毒
【营养成分】糖类、膳食纤维、果胶、烟酸、多种维生素、磷、钾、镁等

香蕉含有一种特殊的氨基酸，可以帮助人体制造“开心激素”，帮助人们解除忧郁，缓解压力，被誉为“快乐水果”。

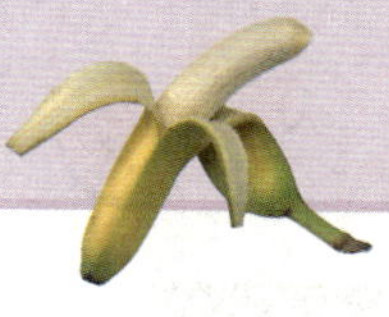

推荐搭配

香蕉配合藜芦食用，用于痔疮出血、大便干结、肺燥咳嗽及发热者。

食疗功效

香蕉可镇静；防止手足皲裂，润泽皮肤；预防中风和高血压；所含膳食纤维能防治便秘。

食用人群备忘录

✓适宜人群：便秘、痔疮者，癌症患者，发热口干、烦渴咽干者，肺结核患者，顽固干咳者，饮酒过量者

✗不宜多食：脾虚便溏者、女子月经期、糖尿病患者、风寒感冒者、关节炎或肌肉疼痛者

推荐菜谱

蜜汁香蕉

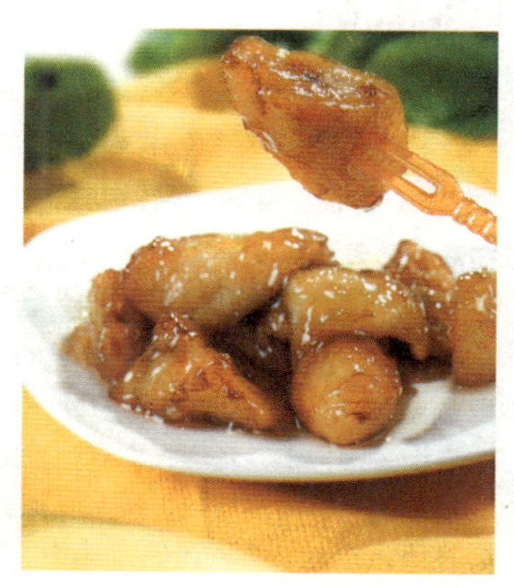

【材料】香蕉 500 克、面粉 50 克。

【调料】植物油、白糖、蜂蜜适量。

做法

1. 香蕉去皮切小段，放入面粉中拌匀。
2. 锅内放适量植物油，烧至七成热，将香蕉段逐个下锅，待炸成浅黄色时取出沥油。
3. 锅内留底油，待加热后加白糖，炒至红色，倒入适量清水，加入蜂蜜翻炒，倒入香蕉段烧至糖汁浓稠即可。

西瓜

【别名】水瓜、寒瓜、夏瓜
【传统功效】清热解暑、除烦止渴、利小便
【营养成分】糖类、膳食纤维、B族t维生素、维生素C、磷、钾等

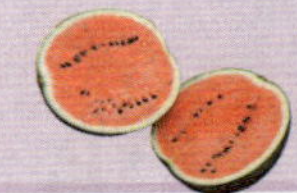

西瓜有“天生白虎汤”的美称。西瓜全身都是宝，既是一种甜美的瓜果又是一味神奇的中药材。西瓜果肉可分为乳白、淡黄、深黄、浅红、大红等色。

推荐搭配

西瓜搭配薄荷食用，清热除烦力强，尤其适于夏季高热烦渴者。

食疗功效

西瓜瓤是治疗中暑、高血压、肾炎、尿路感染、口疮、醉酒等病的良药。西瓜还有助于预防高血压，降低胆固醇及防止心脏病的出现。

食用人群备忘录

✓适宜人群：炎热夏季发热烦渴者，急性病高热不退、口干多汗、烦躁者，高血压患者，性功能障碍者，各种水肿患者，饮酒过量、醉酒者

✗不宜多食：胃寒疼痛或脾虚久泻者，病后、产后及妇女行经期间，糖尿病患者，肾功能不全者，口腔溃疡、感冒初期患者

推荐菜谱

拌西瓜皮

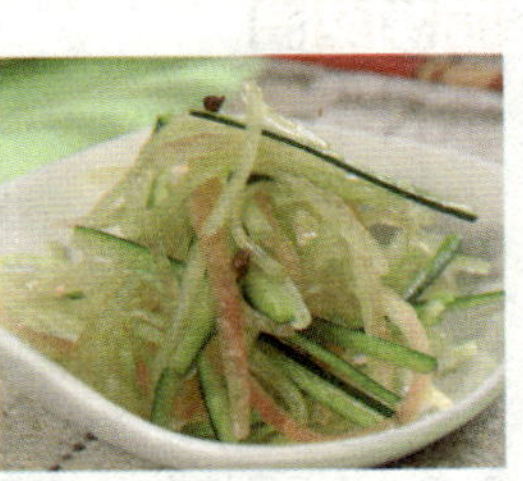

【材料】西瓜皮400克、青椒30克。

【调料】香油、味精、盐、花椒、大料、植物油各适量。

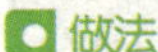

做法

1. 西瓜皮削去外皮，洗净，切成细丝，用盐腌渍1小时，取出挤去水分。
2. 青椒去蒂、子，洗净，切成丝，放入沸水中略烫取出，沥干。
3. 锅中倒入植物油烧热，放入花椒、大料炸香，凉凉，做成花椒油。
4. 将西瓜皮丝、青椒丝倒入盆中，加香油、味精、花椒油、盐拌匀即可。

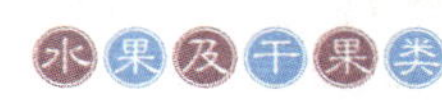

木瓜

【别名】乳瓜、番瓜、海棠梨
【传统功效】平肝和胃、祛湿舒筋
【营养成分】维生素 C、钠、钙、磷、钾、镁等

木瓜果皮光滑美观，果肉厚实甜美，有“百益之果”“万寿瓜”美称，顾名思义，多吃可延年益寿，是岭南四大名果之一。

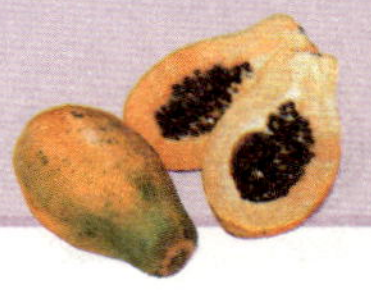

推荐搭配

木瓜可与牛肉配伍。牛肉富含蛋白质、脂肪及多种微量元素，木瓜中含有木瓜蛋白酶，二者同食，可以促进营养物质的消化吸收。

食疗功效

木瓜可促进人体对蛋白质、脂肪等的吸收；抗肿瘤；有抗菌作用，如抗金黄色葡萄球菌、大肠杆菌等；促进乳腺发育，催乳丰胸；滋养皮肤，减少皱纹。

食用人群备忘录

✓适宜人群：胃脘隐痛、口干少津、苔少者，产妇缺奶或肥胖者，胃肠平滑肌、四肢肌肉痉挛者，风湿病者，跌打扭伤者，暑湿伤人、吐泻交作、腿抽筋者，脚气者

✗不宜多食：胃酸过多者、小便淋漓涩痛者

推荐菜谱

银耳木瓜汤

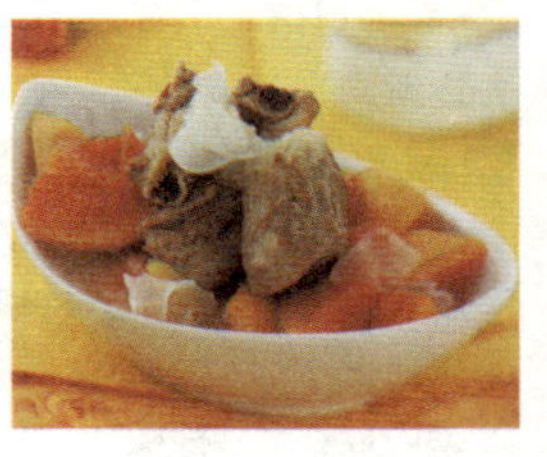

【材料】银耳 50 克、木瓜 100 克、排骨 200 克。

【调料】盐、葱段、姜片各适量。

做法

1. 银耳泡发，择净撕朵待用；木瓜去皮、子，切成滚刀块；排骨切块焯水备用。
2. 汤锅加清水，放入排骨、葱段、姜片同煮，大火煮沸后放入银耳，小火慢炖约 1 小时后，把木瓜放入汤中，再炖 15 分钟，调入适量盐即可。

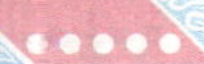

梨

【别名】快果、玉露、蜜父
【传统功效】清热生津、化痰止咳、润燥解酒
【营养成分】糖类、膳食纤维、维生素C、B族维生素、钾等

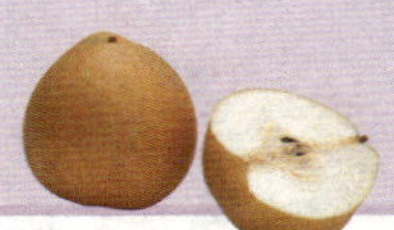

梨鲜嫩多汁，酸甜适口，有“天然矿泉水”之称，古人称之为“百果之宗”，绞为梨汁，则为“天生甘露饮”。

推荐搭配

将蜂蜜装入梨中，蒸熟或熬膏，用于消渴口干、虚火咳嗽。

食疗功效

梨属碱性食品，对人体酸碱平衡有良好的调节作用，有预防便秘、结肠和直肠癌及消化性疾病的功效，还可促进食欲，助消化，利尿通便。

食用人群备忘录

✓适宜人群：热病后期津伤口干烦渴者，皮肤瘙痒、口鼻干燥、干咳少痰者
✗不宜多食：脾虚便溏、胃寒、孕妇产后及女子月经期间，糖尿病患者

推荐菜谱

红酒浸雪梨

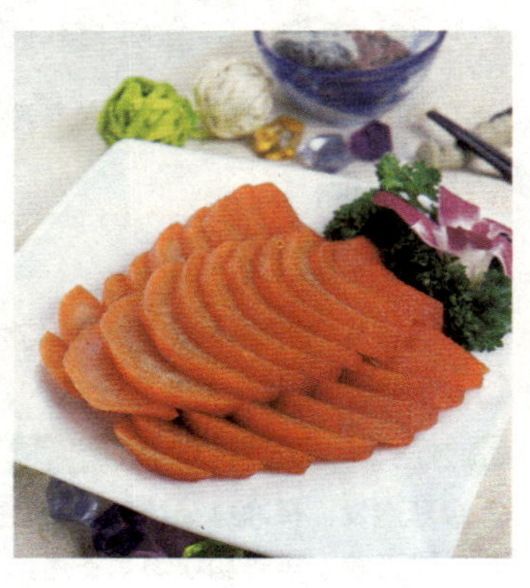

【材料】雪梨4个、红酒1瓶。

【调料】白糖、丁香、陈皮、柠檬汁各适量。

做法

1. 雪梨去皮留梗，对剖成两半，去子后放入大碗中，加入柠檬汁和清水备用。
2. 锅内放红酒、柠檬汁、白糖、丁香、陈皮，煮沸后改小火慢煮5分钟。
3. 加入雪梨，用小火慢煮15分钟后熄火。
4. 将雪梨浸泡在汁水中，放入冰箱冷藏，食用时取出切片即可。

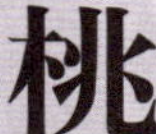

桃

【别名】乳瓜、番瓜、海棠梨
【传统功效】平肝和胃、祛湿舒筋
【营养成分】维生素 C、钠、钙、磷、钾、镁等

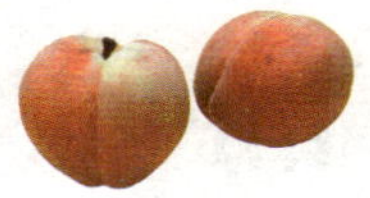

推荐搭配

桃中含有丰富的维生素，牛奶中含有大量的优质蛋白质，同时食用营养全面。

食疗功效

桃可抑制咳嗽中枢而止咳，利尿消肿，降血压，抗凝血，促进肠胃蠕动，增进食欲。

食用人群备忘录

✓适宜人群：水肿者，大病之后气血亏虚、面黄肌瘦、心悸气短者，低血糖者、缺铁性贫血患者

✗不宜多食：内热生疮、毛囊炎、痈疖、面部痤疮者，胃肠道功能不良者及老人、小儿、糖尿病患者

杏

【别名】杏实、甜梅、叭达杏
【传统功效】润肺定喘、生津止渴
【营养成分】胡萝卜素、糖类、B 族维生素、钙、钾、钠等

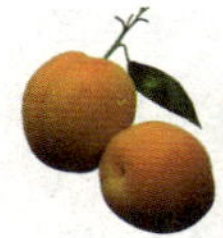

禁忌搭配

①杏仁中含有黄酮类物质，和猪肉同食，易导致腹痛。

②杏不宜与小米同食。

食疗功效

杏可抗癌、防癌；预防心脏病和心肌梗死的发生；常食能使头发稀疏者变浓密。

食用人群备忘录

✓适宜人群：急慢性支气管咳嗽者，肺癌患者，鼻咽癌患者，乳腺癌患者，放疗、化疗后的病人

葡萄

【别名】蒲桃、草龙珠、山葫芦、提子
【传统功效】补气血、生津液、健脾开胃、强壮筋骨、利水消肿
【营养成分】糖类、维生素 C、钾、钠等

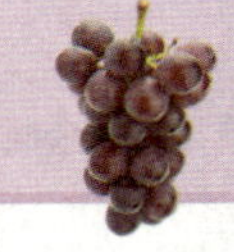

葡萄形如珍珠，肉软清甜，营养丰富，葡萄汁被科学家誉为“植物奶”。欧洲是葡萄和葡萄酒最大的生产区和消费区，尤其是法国、意大利和西班牙三个国家。

推荐搭配

葡萄和糯米搭配食用，可使葡萄中叶酸与糯米中铁结合，可保持红细胞活力，滋润血色，适合贫血及疲劳者。

食疗功效

葡萄含有丰富的糖类和酸类，易被人体吸收，可迅速改善低血糖，促进消化，并有保肝作用。葡萄酒通行血脉，野生品可抗癌。

营养师在线

葡萄含钾量丰富，每 100 克中含有 100 ~ 150 毫克的钾。

食用人群备忘录

✓适宜人群：肝病、肾病、高血压及水肿者，神经衰弱、过度疲劳、体倦乏力、形体羸弱者，肺虚咳嗽、盗汗者，风湿关节炎、四肢筋骨疼痛者
✗不宜多食：糖尿病患者

推荐菜谱

葡萄甘蔗汁

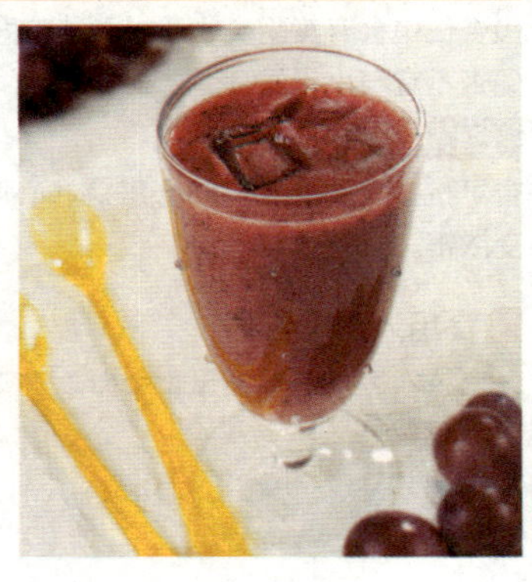

【材料】葡萄 200 克、甘蔗 1 根。

做法

1. 葡萄洗净，去皮、子；甘蔗去皮，榨汁。
2. 将葡萄放入搅拌机，倒入甘蔗汁一起搅碎即可。饮用时可加入冰块。

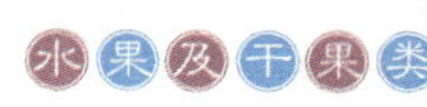

橙子

【别名】黄果、金球、香橙
【传统功效】宽胸膈、止呕恶、去鱼蟹毒、解酒
【营养成分】糖类、维生素C、胡萝卜素、维生素P、B族维生素、钙、钾、磷等

橙子是走亲访友、探视病人的最常见礼品水果之一，被称为“疗疾佳果”。橙子种类很多，最受青睐的如甜橙、脐橙、冰糖橙、血橙和美国新奇士橙。

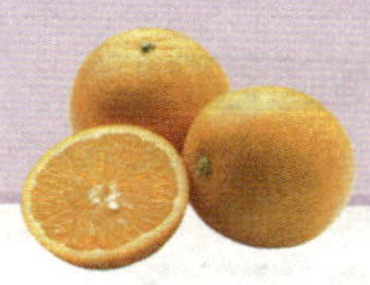

食疗功效

橙子可有效调节血脂代谢；降低毛细血管脆性；通乳汁；抑制胃肠道平滑肌；缓解紧张情绪；治疗头痛、失眠；预防胆囊疾病。

食用人群备忘录

✓适宜人群：胸膈满闷、恶心呕吐、饮酒过多者，甲状腺肿大者
✗不宜多食：脾胃虚寒者、糖尿病患者

营养师在线

①橙子与橘子相比，吃橘子容易上火，而吃橙子则能清火，对于体质偏热或患热性病者尤为适宜。
②橙子可生食，也可榨成汁饮用；但若仅仅喝橙汁，营养价值不能完全利用，因此，最好吃鲜橙。

推荐菜谱

苏打橙汁

【材料】柳橙1个、蜂蜜10克、苏打水100毫升、冰块适量。

做法

1. 橙子去皮后榨汁。
2. 将果汁和蜂蜜一起加冰搅拌至冰块融化，加入苏打水即可。

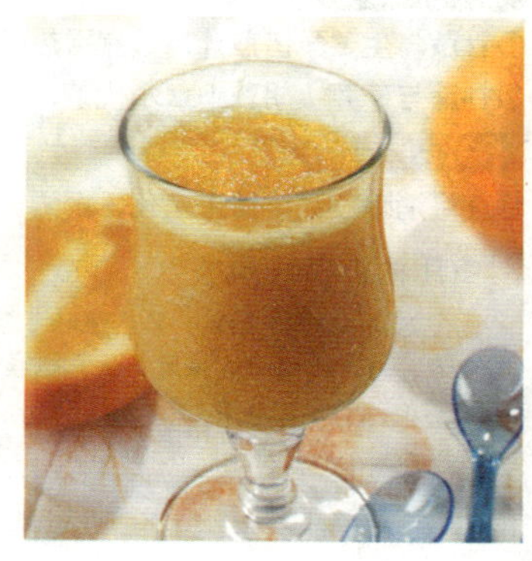

桂圆

【别名】龙眼、益智
【传统功效】补血安神、益脑、养心脾、丰胸
【营养成分】糖类、膳食纤维、维生素 C、烟酸、钾等

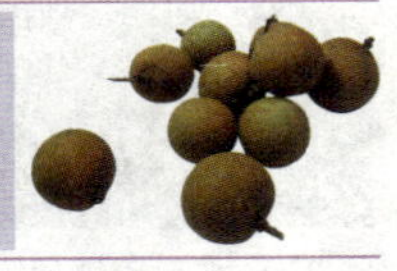

推荐搭配

①神经衰弱、心悸心慌者，可用桂圆配伍莲子食用。

②气血两虚，桂圆配伍西洋参熬膏食用。

食疗功效

桂圆可抗衰老；提高记忆力；改善贫血。

食用人群备忘录

✓适宜人群：贫血者或思虑过度者，神经衰弱、健忘、记忆力减退者，年老气血不足、产后体虚乏力者

✗不宜多食：内有痰火或阴虚火旺、湿滞饮停者，糖尿病患者，舌苔厚腻者，痤疮、外科痈疽疔疮者，妇女盆腔炎、尿道炎、月经过多者

甘蔗

【别名】糖梗、竿蔗、接肠草、薯蔗
【传统功效】清热止渴、生津润燥、补肺益胃
【营养成分】糖分、膳食纤维、钾、钙、维生素 C 等

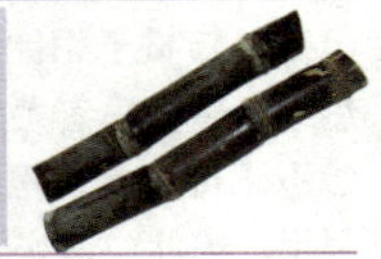

推荐搭配

①甘蔗与生姜配伍煎汁，适宜胃热呕吐或妊娠呕吐者食用。

②甘蔗与荸荠、胡萝卜煎水代茶，用于小儿麻疹。

食疗功效

甘蔗可消除疲劳，促进消化，解酒。

食用人群备忘录

✓适宜人群：肺热干咳、胃热呕吐、肠燥便秘者，小儿痘疹不出之时，饮酒过量者，高血压口干舌燥者，低血糖症者，胃阴虚、口干苔少或无苔舌红者，津液不足、咽喉肿痛者

✗不宜多食：脾胃虚寒、便溏腹泻者，胃寒呕吐、咳嗽痰多者，糖尿病患者

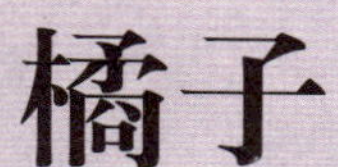

橘子

【别名】芦橘
【传统功效】润肺开胃、理气化痰、止咳止渴、醒酒
【营养成分】糖类、胡萝卜素、钙、磷、铁、镁、维生素A、维生素C、维生素P、B族维生素等

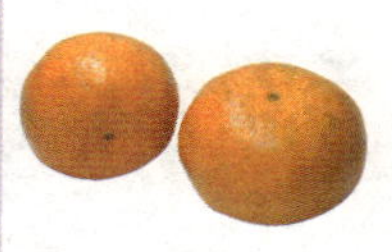

推荐搭配

橘子与芦荟配伍，用于身体虚弱、抵抗力低下者。

食疗功效

橘子可降低胆固醇，抗动脉粥样硬化，预防老年人中风；所含维生素可调节血压；美容，消除疲劳；抗癌。

食用人群备忘录

✓适宜人群：急慢性支气管炎、咳嗽有痰者，不思饮食、消化不良者，津伤口干、口渴者

✗不宜多食：风寒咳嗽及痰饮者、胃溃疡及泌尿系结石者

柚子

【别名】香抛、臭橙、文旦
【传统功效】健胃消食、化痰止咳、宽中理气、解酒
【营养成分】维生素C、B族维生素、钾、磷、糖类等

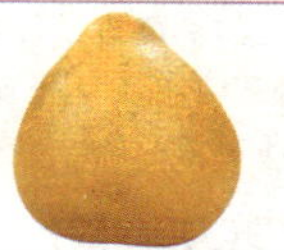

推荐搭配

柚子去皮绞汁与蜂蜜、冰糖、姜汁煎熬成膏，有温中理气、和胃止呕的功效，用于妊娠恶心呕吐、胃脘疼痛不适者。

食疗功效

柚子可抗菌、抗病毒；降低血糖；解痉挛及增强维生素C的作用；祛痰镇咳；增强体质；促进钙及铁的吸收。

食用人群备忘录

✓适宜人群：慢性支气管炎、咳嗽痰多气喘者，饮酒过量者，孕妇

✗不宜多食：气虚体弱者，糖尿病、高血压患者，脾虚便溏者

猕猴桃

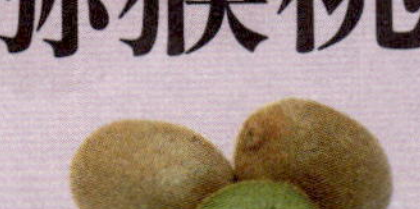

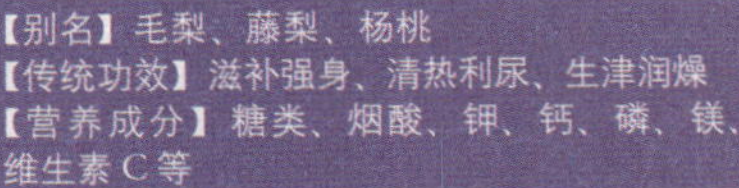

【别名】毛梨、藤梨、杨桃
【传统功效】滋补强身、清热利尿、生津润燥
【营养成分】糖类、烟酸、钾、钙、磷、镁、维生素C等

猕猴桃翡翠色果肉，皮薄汁多，酸甜可口，被誉为“水果皇后”。其维生素 C 含量在水果中名列前茅，被称为“维 C 之王”。

推荐搭配

猕猴桃与生姜相配绞汁，用于胃热气逆、呕逆少食。

食疗功效

猕猴桃可加快脂肪的分解，降低胆固醇；促进蛋白质消化吸收；干扰黑色素生成，消除皮肤上的雀斑。

食用人群备忘录

✓适宜人群：癌症，尤其胃癌、食道癌、鼻咽癌及放疗、化疗后的患者，高血压、冠心病患者，经常便秘者

✗不宜多食：脾胃虚寒、腹泻便溏者，糖尿病患者，先兆性流产、月经过多、尿频者

推荐菜谱

水果甜粥

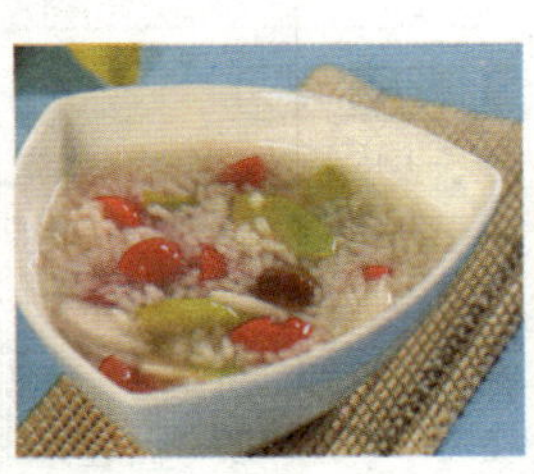

【材料】梨、猕猴桃各 1 个，蜜枣 10 克，红樱桃 20 克，大米 60 克。

【调料】冰糖适量。

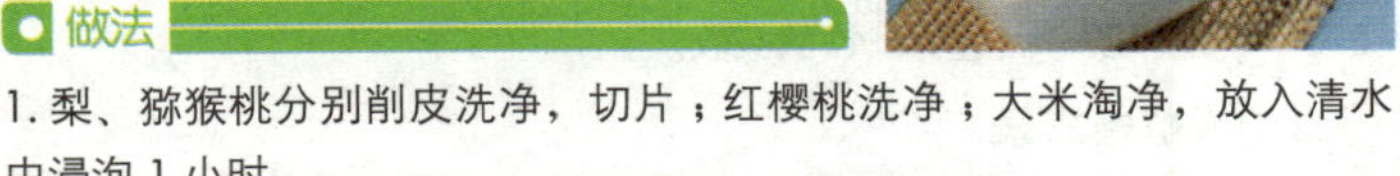

做法

1. 梨、猕猴桃分别削皮洗净，切片；红樱桃洗净；大米淘净，放入清水中浸泡 1 小时。
2. 锅置火上，倒入适量清水煮沸，放入大米，用大火煮沸后再转用小火熬煮成粥。
3. 放入梨片、猕猴桃片、蜜枣、樱桃，煮沸后加入冰糖溶化即可。

樱桃

【别名】蒲桃、莺桃、含桃、荆桃
【传统功效】调中益气、健脾和胃、祛风湿
【营养成分】糖类、维生素 C、维生素 P、胡萝卜素、钙、磷、铁、钾等

樱桃形小如珍珠，色泽红艳光洁，玲珑如玛瑙，味道甘甜微酸，在落叶果树中成熟较早，为百果之先，故被誉为“第一枝春果”“百果第一枝”。

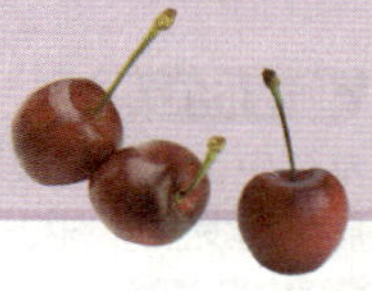

推荐搭配

樱桃和哈密瓜搭配同食，可促进人体对铁的吸收，并能预防贫血，具有养颜、润肤的功效。

食疗功效

樱桃中的维生素 C 可以养颜美容，消除皱纹和色斑，使皮肤细腻；富含铁，可改善缺铁性贫血；富含膳食纤维，可促进肠胃蠕动，减除便秘；抗衰老，抗癌。

食用人群备忘录

✓适宜人群：关节炎、痛风者，低血压、贫血者，咽炎者，脾胃气虚、饮食纳呆、消化不良者

✗不宜多食：阴虚火旺者，大便干燥、口臭、流鼻血、患热疾者

推荐菜谱

银耳樱桃粥

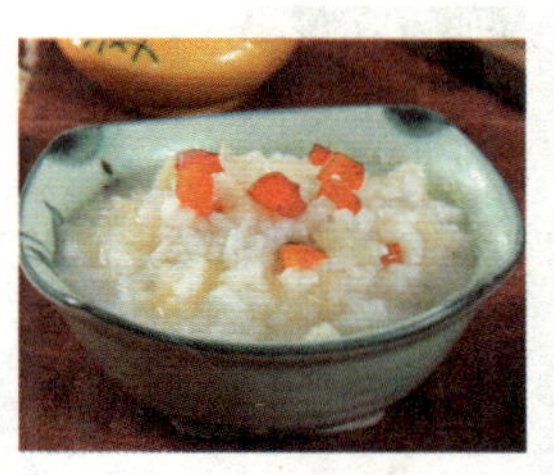

【材料】水发银耳、大米各 50 克，罐头樱桃 30 克。

【调料】桂花糖、冰糖各适量。

做法

1. 大米淘净；银耳洗净，撕朵。
2. 将大米放入锅内，加入适量清水熬煮成粥，加入冰糖溶化，加入银耳，煮 10 分钟。
3. 然后加入樱桃、桂花糖，煮沸后即成。

草莓

【别名】野草莓、五月香、广州地锦
【传统功效】消暑解热、生津止渴、利咽润肺
【营养成分】糖类、膳食纤维、维生素C、钙、磷、铁、钾等

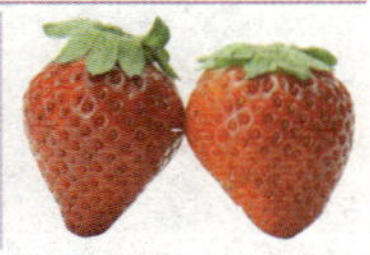

推荐搭配

草莓中含有的果胶及维生素，可促进胃肠蠕动，改善便秘，预防痔疮、肠癌的发生；枸杞子的滋阴作用很明显，配合草莓食用可补养气血。

食疗功效

草莓富含维生素C，能防治动脉粥样硬化、冠心病；养颜美容、润肺止咳、增强抵抗力；其所含维生素与果胶可防治高血压、高胆固醇、便秘等。

食用人群备忘录

✓适宜人群：风热感冒或肺热咳嗽、咽喉肿痛、声音嘶哑者，炎热夏季烦热口干者

✗不宜多食：胃寒者，糖尿病患者，尿路结石患者

山楂

【别名】山里红、红果、酸楂
【传统功效】开胃消食、活血化瘀
【营养成分】钙、维生素C、铁、磷、红色素、果胶等

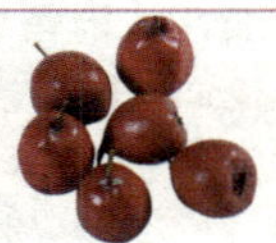

推荐搭配

山楂配伍荷叶煎水代茶饮，对治疗高脂血症十分有效。

食疗功效

山楂可提高机体免疫力，抗衰老；促进消化，提高食欲；扩张血管，利尿镇静；调节血糖、血脂；促进子宫收缩，催产。

食用人群备忘录

✓适宜人群：食积不化、腹满胃胀、伤食泄泻，尤其是过食肉类引起的消化不良者，妇女瘀血痛经或闭经、产后瘀血腹痛（儿枕痛）、恶露不净者，小儿乳食积滞者

✗不宜多食：糖尿病患者，胃及十二指肠溃疡和胃酸过多者，孕妇早期，尤其是有习惯性流产史者

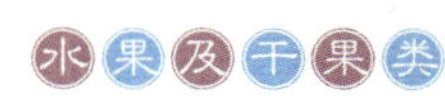

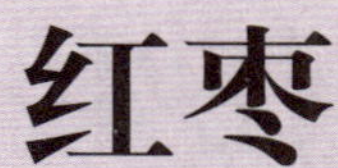

红枣

【别名】大枣
【传统功效】补中益气、养血安神
【营养成分】膳食纤维、糖类、钙、磷、钾、钠、维生素C等

民间有“一天吃三枣，终身不显老”之说。红枣中富含维生素，尤其是维生素E的含量是百果之冠，有“天然维生素丸”的美誉。

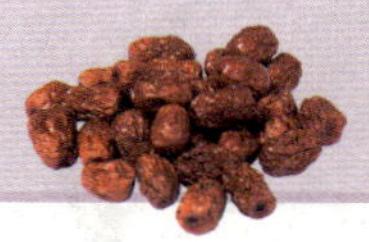

推荐搭配

红枣配伍鲜芹菜根同煎服，可降低血中胆固醇。

食疗功效

红枣可保护肝功能，降低胆固醇，防止胆结石形成；提高免疫力，抗癌；防治骨质疏松；防治贫血；促进青少年生长发育。

食用人群备忘录

✓适宜人群：脾胃虚弱、食欲不振、大便溏薄者，气血不足、心悸失眠者，过敏体质及过敏性疾病，如支气管哮喘、过敏性鼻炎者

✗不宜多食：腹胀、胃胀者，消渴患者

推荐菜谱

红枣糕

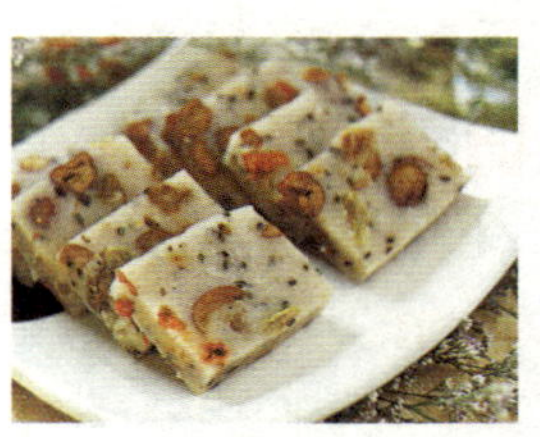

【材料】去核红枣300克，枸杞子、核桃仁、葡萄干、黑芝麻、松子各30克，糙米、薏苡仁各50克，糯米粉适量。

【调料】红糖适量。

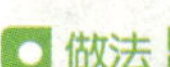

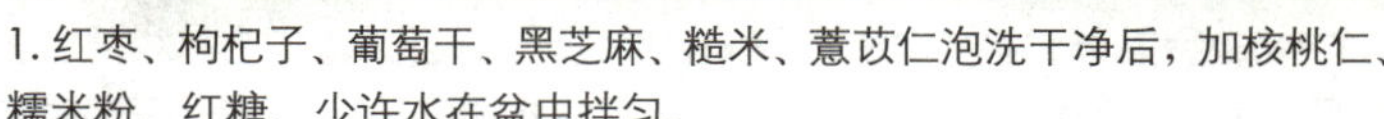

做法

1. 红枣、枸杞子、葡萄干、黑芝麻、糙米、薏苡仁泡洗干净后，加核桃仁、糯米粉、红糖、少许水在盆中拌匀。
2. 将以上材料放入沸水锅中蒸20分钟，再焖10分钟。
3. 将蒸好的食物倒入圆形或心形的模具中。
4. 用松子在上面排出图案，冷却后倒出，切片即可。

花生

【别名】落花生、地果、唐人果
【传统功效】健脾和胃、润肺化痰
【营养成分】蛋白质、脂肪、糖类、维生素 B_1、烟酸、维生素 E、钙、磷、钾、钠、镁等

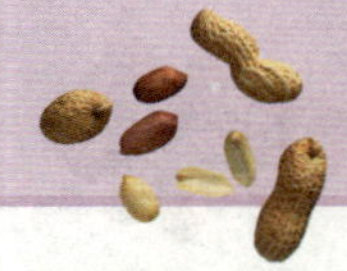

花生的营养价值比粮食高，可与鸡蛋、牛奶、肉类等一些动物性食物相媲美，有助于益寿延年，被称为“长生果”，与黄豆一样被誉为“植物肉”“素中之荤”。

推荐搭配

花生连红衣与红枣配伍食用，既可补虚，又可止血，最适宜身体虚弱的出血患者。

食疗功效

花生含很多不饱和脂肪酸，可降低胆固醇，防治高血压、冠心病、动脉硬化等症；能预防心脑血管疾病，抗癌，抗衰老；能够健脑益智。

食用人群备忘录

✓适宜人群：食欲不振、咳嗽痰喘者，妇女产后乳汁不足者，病后体虚者，脚气病患者，各种出血症，尤其是血小板减少性紫癜者

✗不宜多食：伤风感冒、咽喉肿痛者，阴虚内热、内火素旺者，油脂分泌旺盛、易长痤疮者，血黏度高者

推荐菜谱

花生芹菜

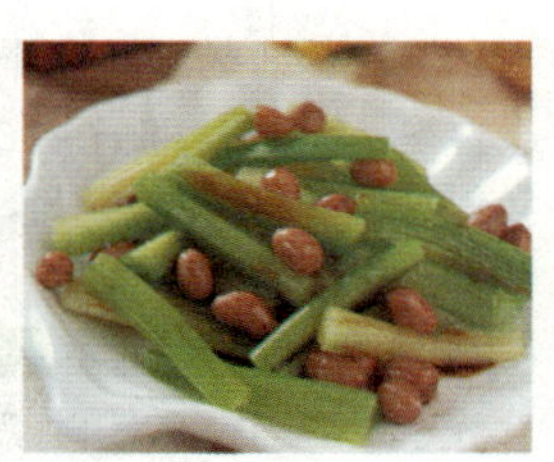

【材料】芹菜 500 克、熟五香花生仁 50 克。

【调料】生抽、白糖、盐、香油各适量。

做法

1. 芹菜除去根、叶，洗净，切成 3 厘米长的段。
2. 锅内放水，用大火煮沸，把芹菜段放入沸水内焯一下，捞出沥干，放入盘中。
3. 盘中放入五香花生仁，加入生抽、盐、白糖、香油，拌匀即可。

核桃

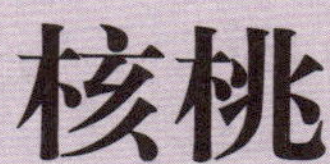

【别名】胡桃、羌桃
【传统功效】补中、补肾固精、温肺定喘
【营养成分】蛋白质、脂肪、糖类、膳食纤维、叶酸、烟酸、维生素 E、钙、磷、钠等

核桃可健脑益智，在国外被誉为“益智果”；同时核桃含有丰富的营养成分，可益寿延年，有“万岁子”“长寿果”的美誉。

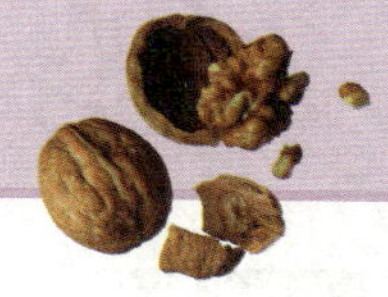

推荐搭配

①核桃与芝麻、莲子配伍同食，可健脑补心，治疗盗汗。

②核桃与人参配伍熬汤，用于肺肾不足、气喘者。

食疗功效

核桃可健脑，增强记忆力；延缓衰老；防治动脉硬化；调节血糖、血脂代谢；镇咳平喘；还可使皮肤光滑润泽，头发乌黑。

食用人群备忘录

✓适宜人群：肺肾两虚、久咳久喘者，年老肾亏、小便频数、阳痿遗精、腰酸腿软者，病后、产后体虚、气血不足者，癌症患者，大便秘结、尿路结石者

✗不宜多食：大便溏薄者，阴虚火旺或痰火内盛者，肺热咳喘者

推荐菜谱

琥珀核桃仁

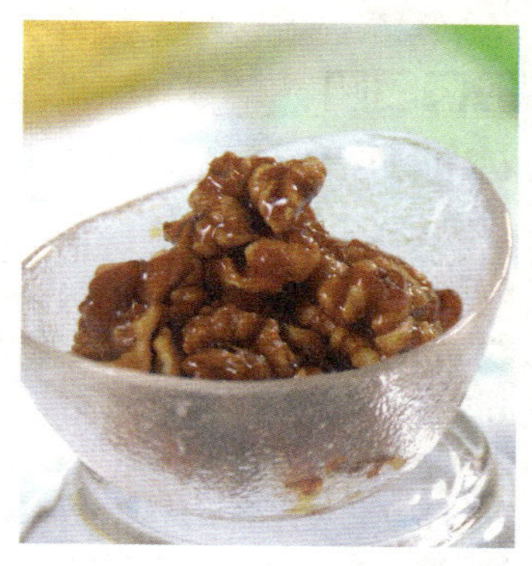

【材料】核桃仁 500 克。

【调料】白糖、植物油、奶油各适量。

做法

1. 核桃仁洗净，放入沸水锅中煮至八成熟。
2. 锅置火上，倒入植物油烧至五成热，下入白糖和奶油，小火不断翻炒，制成奶糖浆，然后将核桃仁倒入迅速翻搅匀，凉凉即可。

莲子

【别名】莲实、莲蓬子、藕实
【传统功效】补脾止泻、益肾固精、养心安神
【营养成分】糖类、蛋白质、维生素 E、维生素 C、钙、镁、钾等

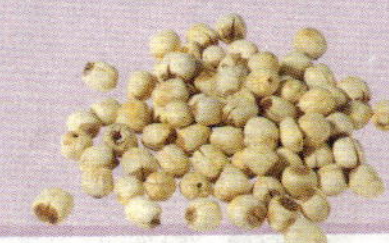

莲子是莲的果实。莲子是一种老少皆宜的食疗佳品，有很好的滋补作用，民间有云："享清芳之气，得稼穑之味，乃脾之果也。"

推荐搭配

①莲子配伍山药、白扁豆，用于脾虚泄泻。

②猪肚营养丰富，具有补虚损、健脾胃的功效；莲子也有补脾益肾的作用。二者同食，对气血虚弱者很有好处。

食疗功效

莲子富含蛋白质、脂肪、淀粉，具有养心、益肾、补脾等作用，可治疗夜寐多梦、遗精、淋浊、久痢、虚泻等症；富含钙、磷、钾，有助于骨骼和牙齿发育；可养心安胎，防老化。

食用人群备忘录

✓适宜人群：体虚失眠、食欲不振者，女性脾虚肾亏、白带过多者，癌症患者

✗不宜多食：便秘、消化不良者，脘腹胀痛者

推荐菜谱

冰糖莲子羹

【材料】干莲子 100 克。

【调料】水淀粉、冰糖各适量。

做法

1. 干莲子去心洗净，泡涨。
2. 锅内倒入适量清水煮沸，放入泡好的莲子，中火煮至熟软，放入冰糖调味，用水淀粉勾芡成羹即可。

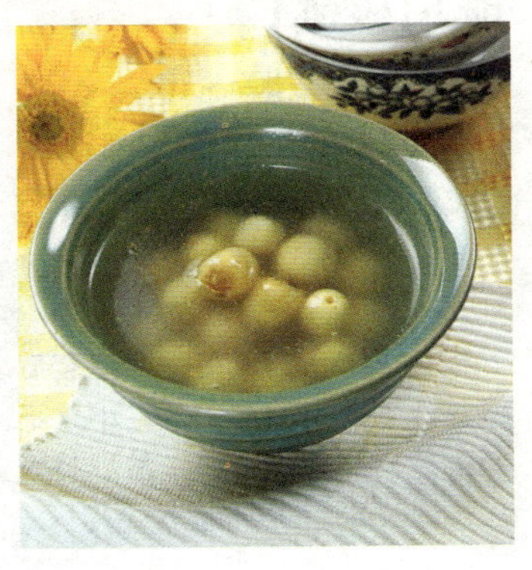

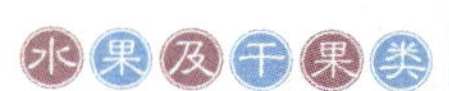

松子

【别名】罗松子、海松子、红松果
【传统功效】补气滑肠、补血养阴、润肺止咳
【营养成分】脂肪、蛋白质、膳食纤维、维生素E、糖类、磷、镁、钾、钠、烟酸等

松子含油脂约70%，大多为不饱和脂肪酸；同时也是一味重要的中药，久食健身心，滋润皮肤，延年益寿，古书中多有记载，被誉为“长寿果”。

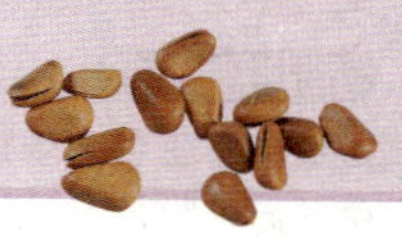

推荐搭配

①松子仁配伍粳米熬粥，用于中老年人体弱者、产后体虚、头晕目眩者。
②玉米和松仁两者同食可以益寿养颜，祛病强身，防癌、抗癌。

食疗功效

松子可润肠通便，滋养皮肤，延缓衰老；提高机体抗病能力。

食用人群备忘录

✓适宜人群：中老年人体质虚弱，大便干结者，慢性支气管炎久咳无痰者，心脑血管疾病患者，阴虚盗汗、多梦者，风湿性关节炎患者
✗不宜多食：胃酸、泄泻者，肾亏遗精者，胆功能严重不良者，痰多者

推荐菜谱

松仁鱼丁

【材料】鳜鱼肉350克，松子仁100克，红椒、青椒、鸡蛋各1个（取蛋清）。
【调料】植物油、葱白段、盐、料酒、味精、胡椒粉、水淀粉、香油各适量。

做法

1. 鳜鱼肉洗净切丁，将鸡蛋清、味精、胡椒粉、水淀粉混合，放入鱼丁，加入少许植物油拌匀；青椒、红椒洗净，去蒂及子，与葱白一起切成同鱼丁大小相仿的丁。
2. 锅内倒植物油烧至四成热，放入松子仁炸成金黄色，捞出沥油。
3. 鱼丁、青椒丁、红椒丁同用四成热的温油滑散，翻炒一下，捞出沥油。
4. 锅内留适量底油，放入葱白丁煸香，加盐、料酒、鱼丁、青椒丁、红椒丁、松子仁，用水淀粉勾芡，翻炒几下，淋入香油即可。

生姜

【传统功效】增进食欲、杀菌解毒、预防感冒、抗衰老

【营养成分】糖类、膳食纤维、烟酸、钠、钾、钙等

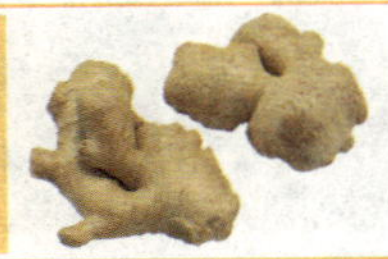

推荐搭配

①红糖、生姜煮汤热服，可发汗祛寒，用于感受寒邪所致的风寒感冒。

②羊肉补阳，干姜温中祛寒，两者配伍可驱散寒邪，用于虚寒腹痛者。

食疗功效

姜可促进血流，加快出汗；刺激胃液分泌，促进消化，增进食欲；抗衰老；防吐、止吐，用于晕车、晕船；预防感冒，增强抵抗力。

食用人群备忘录

✓适宜人群：伤风感冒引起的头痛、全身酸痛者，胃寒疼痛及寒性呕吐者，鱼、蟹、野禽等中毒引起的腹痛吐泻者，妇女产后受寒或瘀血腹痛者，晕车、晕船者，女性经期受寒及寒性痛经者，慢性胆囊炎、胆结石者

✗不宜多食：阴虚内热、内火偏盛者，患有目疾、痈疮及痔疮者，肝炎患者，多汗者，糖尿病及干燥综合征患者，孕妇

花椒

【传统功效】温中散寒、温胃止痛

【营养成分】维生素 A、B 族维生素、钾、钙、镁等

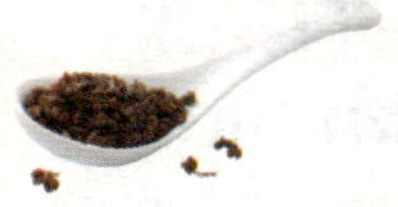

药典精要

①《本草纲目》：“入右肾补火，治阳衰溲数，足弱，久痢诸证。”

②《本经》：“花椒逐骨节皮肤死肌，寒湿痹痛。”

食疗功效

花椒可抑制多种病菌，如白喉杆菌、绿脓杆菌、大肠杆菌等；驱除蛔虫。

食用人群备忘录

✓适宜人群：胃寒冷痛、食欲不振者，呕吐清水、肠鸣便溏者，哺乳期妇女、风湿性关节炎患者，蛔虫病腹痛患者，肾阳不足、小便频数者

✗不宜多食：阴虚火旺者、孕妇

大葱

【传统功效】散寒发汗、祛痰健胃
【营养成分】维生素 C、钙、β－胡萝卜素、膳食纤维等

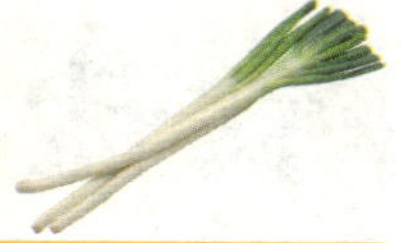

推荐搭配

葱和兔肉配伍食用，有排毒养颜的功效，且易于吸收。

食疗功效

大葱可兴奋神经系统，促进血液循环，发汗；增强消化液分泌，增进食欲；促进胎儿组织器官的发育；杀菌抑菌，尤其是对痢疾杆菌、皮肤真菌抑制力最强；抑制亚硝酸盐的生成，防止癌症的发生。

营养师在线

初春时节食葱可预防感冒和胃肠道疾病。

蒜

【传统功效】健胃散寒
【营养成分】钙、磷、钾、B 族维生素、维生素 C 等

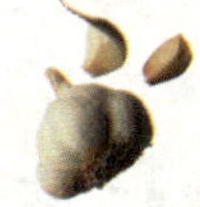

推荐搭配

①大蒜宜与生菜配伍，大蒜有很强的杀菌能力，生菜中含有丰富的维生素，同食有清热解毒的功效。

②大蒜宜与黄瓜配伍，同食有清热解毒、杀菌的功效，还可促进脂肪和胆固醇的代谢。

食疗功效

蒜可杀菌，促进食欲；调节血脂、血压、血糖，可预防心脏病；抗肿瘤；保护肝脏；增强生殖功能；保护胃黏膜；抗衰老；防治铅中毒。

食用人群备忘录

✓适宜人群：糖尿病患者，经常接触铅或有铅中毒倾向者，肺结核患者，痢疾、肠炎、伤寒患者

✗不宜多食：胃肠道疾病，如胃炎、胃溃疡者，肝病患者，口干便秘、烦热者，目疾、口齿喉舌疾者

食盐

【传统功效】清火凉血、解毒
【营养成分】钙、铁、钾、钠、镁、锌等

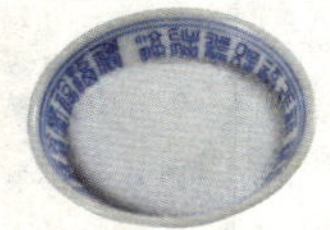

药典精要

①《本草经疏》："消渴，法所大忌。"

②《黄帝内经·素问》："咸走血，血病无多食咸，多食则脉凝涩而变色。"

食疗功效

食盐是人体钠和氯的主要来源，可维持细胞外液渗透压及体内酸碱平衡，保持神经、骨骼的兴奋性；杀菌保鲜、防腐；促进全身皮肤新陈代谢；补碘。

食用人群备忘录

✓适宜人群：炎夏中暑多汗、大汗者，胸脘胀满者，牙龈出血、牙痛者，消化不良者，急性胃肠炎、呕吐、腹泻者

✗不宜多食：水肿、腹水者，高血压、肾炎患者，肝炎、肝硬化患者

味精

【传统功效】补虚开胃、保肝健脑
【营养成分】谷氨酸钠等

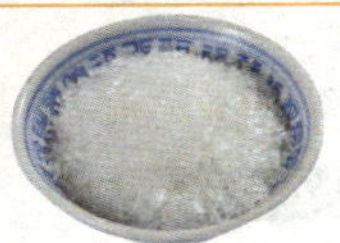

食疗功效

味精能改善大脑记忆力，消除大脑疲劳；适当食用味精，可改善智力不足，保护脑机能，改善脑出血后遗症的记忆障碍。若与葡萄糖配伍食用，会对大脑起到良好的作用。

营养师在线

味精属于食品添加剂中最安全的一类，但如果过量食用，会引起头昏眼花、上肢麻木、心慌气短、眩晕无力等。

食用人群备忘录

✓适宜人群：神经衰弱、大脑发育不全、精神分裂症者，严重肝功能不全、肝昏迷恢复期、智力不足、脑出血后遗症者

✗不宜多食：支气管炎、高血压患者，老人，婴幼儿及儿童，孕妇

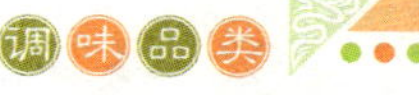

醋

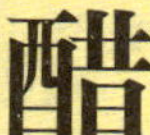

【传统功效】活血散瘀、消食化积、解毒

【营养成分】糖类、醋酸、烟酸、钾、钠、钙、镁等

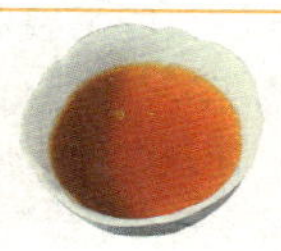

推荐搭配

①用于急性传染性黄疸肝炎，食醋10毫升配伍复合维生素B_2片，每日3次。

②煨骨头汤时，加些醋，味道更加鲜美，并促使骨头中的磷、钙析出，提高营养价值。

食疗功效

醋可预防和消除疲劳；降低血压及胆固醇，防治动脉粥样硬化；杀灭和抑制多种细菌和病毒；有助于食物中钙、磷、铁的吸收利用，增进食欲。

营养师在线

水肿之人，经常饮服少许醋开水，有很好的消肿作用。

白糖

【传统功效】润肺生津、补中益气

【营养成分】糖类、钙、磷、铁、镁、钾等

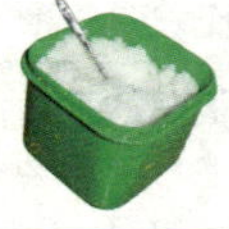

禁忌搭配

①饮用牛奶、咖啡等饮料时，不宜加入过多的白糖。

②白糖不宜与竹笋、虾配伍。

食疗功效

白糖可提高人体对钙的吸收，提供机体能量，维持心脏和神经系统的正常功能；保肝解毒。

营养师在线

晚上睡觉前不宜吃糖，尤其是儿童，最容易坏牙。

食用人群备忘录

✓适宜人群：肺虚咳嗽、口干燥渴、醉酒者

✗不宜多食：糖尿病、肥胖者，高脂血症患者，平素痰湿偏重者

图书在版编目(CIP)数据

居家必备 100种常用食物养生妙方/李兴广编著.—太原：山西科学技术出版社，2015.5（2025.2重印）

(国医养生堂)

ISBN 978-7-5377-5077-6

Ⅰ.①居… Ⅱ.①李… Ⅲ.①食物养生 Ⅳ.①R2

中国版本图书馆CIP数据核字（2015）第071133号

国医养生堂 居家必备 100种常用食物养生妙方

出 版 人： 阎文凯　　**文图编辑：** 冷寒风
编　　著： 李兴广　　**装帧设计：** 阮剑锋
责任编辑： 薄九深　　**美术编辑：** 王道琴

出版发行： 山西出版传媒集团·山西科学技术出版社
地址：太原市建设南路21号　邮编：030012
编辑部电话： 0351-4922072
发行电话： 0351-4922121
经　　销： 各地新华书店
印　　刷： 文畅阁印刷有限公司

开　　本： 889毫米×1194毫米　1/32
印　　张： 3
字　　数： 80千字
版　　次： 2015年5月第1版
印　　次： 2025年2月第2次印刷
书　　号： ISBN 978-7-5377-5077-6
定　　价： 12.00元